高等学校"十四五"医学规划新形态教材

（药学类系列）

供药学类、中药学类及相关专业使用

药剂学实验指导

主　编　孙　逊　姜虎林

副主编　应晓英　彭新生　胡海燕　何　宁

编　者（按姓氏汉语拼音排序）

杜广盛　四川大学　　　　　　　　郭　玲　贵州中医药大学

何　宁　安徽中医药大学　　　　　胡海燕　中山大学

姜虎林　中国药科大学　　　　　　李　炼　四川大学

彭新生　广东医科大学　　　　　　石三军　成都中医药大学

孙　逊　四川大学　　　　　　　　邢　磊　中国药科大学

应晓英　浙江大学　　　　　　　　张海红　南昌医学院

张金洁　郑州大学　　　　　　　　张远冬　遵义医科大学

中国教育出版传媒集团

高等教育出版社·北京

内容简介

　　本教材的编写旨在为药学专业学生及药学研究人员提供一本系统、实用的实验指导手册,帮助他们掌握药剂学实验的基本技能,培养创新思维和实验能力。全书分为三章,第一章基础实验、第二章普通药剂学实验、第三章新型药剂学实验,共 34 个实验。

　　本教材图文并茂、内容精炼,体现了信息技术与教材建设、课程建设相融合的编写思路。以数字链接的形式,呈现"拓展阅读""操作视频"等内容资源。

　　本教材主要供药学类、中药学类及相关专业学生使用。

图书在版编目（CIP）数据

药剂学实验指导 / 孙逊,姜虎林主编 . -- 北京：
高等教育出版社,2024.12. -- ISBN 978-7-04-063129
-6

Ⅰ. R94-33

中国国家版本馆 CIP 数据核字第 2024H5P348 号

Yaojixue Shiyan Zhidao

项目策划　吴雪梅　张映桥

策划编辑	张映桥	责任编辑	张映桥	封面设计	李卫青	责任印制	刘弘远

出版发行	高等教育出版社	网　　址	http://www.hep.edu.cn
社　　址	北京市西城区德外大街4号		http://www.hep.com.cn
邮政编码	100120	网上订购	http://www.hepmall.com.cn
印　　刷	北京宏伟双华印刷有限公司		http://www.hepmall.com
开　　本	787mm×1092mm　1/16		http://www.hepmall.cn
印　　张	10		
字　　数	237 千字	版　　次	2024 年 12 月第 1 版
购书热线	010-58581118	印　　次	2024 年 12 月第 1 次印刷
咨询电话	400-810-0598	定　　价	29.80元

本书如有缺页、倒页、脱页等质量问题,请到所购图书销售部门联系调换
版权所有　侵权必究
物 料 号　63129-00

新形态教材·数字课程(基础版)

药剂学实验指导

主编 孙 逊 姜虎林

新形态教材网
Abooks

关于我们 | 联系我们　　登录/注册

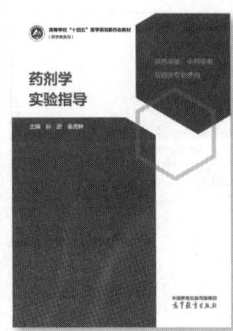

药剂学实验指导

孙逊　姜虎林

开始学习　　收藏

"药剂学实验指导"数字课程与纸质教材一体化设计,紧密配合。数字课程涵盖拓展阅读、操作视频等资源,充分运用多种形式的媒体资源,与纸质教材相互配合,丰富了知识呈现形式。在提升课程教学效果的同时,为学习者提供更多思考与探索的空间。

http://abooks.hep.com.cn/63129

医药创新已经成为我国进入创新型国家的重要标志，成为我国经济高质量发展的重要领域。目前，我国药物研究和产业发展正进入创新跨越的新阶段，但创新药物研发还存在诸多瓶颈和短板。党和国家多次强调，要加强医药人才培养，集中力量加快解决药品、医疗器械、医用设备、疫苗等领域"卡脖子"的问题。

为认真贯彻落实党的二十大报告对教材建设与管理作出的新部署、新要求，全面推进习近平新时代中国特色社会主义思想和党的二十大精神进教材，打造一批将信息技术与教育教学深度融合的药学类专业本科新形态教材，助力高校"懂医精药、善研善成"的药学人才培养，高等教育出版社启动了高等学校"十四五"医学规划新形态教材（药学类系列）建设工作。

受高等教育出版社委托，国内 10 余所医药院校中长期从事药物制剂科研及教学工作的专家、学者联合编写了《药剂学实验指导》新形态教材。本教材是《药剂学》教材的配套实验教材。

在本教材的编写过程中，全体编者始终以提高教材质量为目标。在实验内容选择上，编者结合各校的药剂学实验教学实际，选择内容成熟，科学性、实践性、创新性强的实验项目，并提供了数字化内容。同时，编者们认真检查可能出现的问题和已经发现的问题，并进行了认真的讨论、修订、补充和校验。

本教材图文并茂、内容精炼。教材以融合创新的思路，将信息技术与教材建设、课程建设相融合。以数字链接的形式，呈现"拓展阅读""操作视频"等内容资源。

本教材包括 34 个实验，分为三章，第一章基础实验、第二章普通药剂学实验、第三章新型药剂学实验。第一章包括 7 个实验，分别为药物溶解度的测定、药物油水分配系数的测定、药物的增溶与助溶、流体流变性质的测定、粉体的粒径与粒度分布的测定、粉体流动性的测定、物料的吸湿性及吸湿速度的测定；第二章包括 17 个实验，分别为溶液型液体制剂的制备、混悬型液体制剂的制备、乳剂型液体制剂的制备、软膏剂的制备、软膏剂的透皮吸收实验、膜剂的制备、栓剂的制备、滴丸的制备、散剂与颗粒剂的制备、片剂的制备及溶出度测定、片剂的包衣、粉末直接压片、注射剂的制备与稳定性考察、滴眼剂的制备、流浸膏剂的制备、中药颗粒剂的制备、中药片剂的制备；第三章包括 10 个实验，分别为亲水凝胶骨架缓释片的制备与释放度测定、固体分散体的制备、包合物的制备、脂质体的制备、静脉注射用脂肪乳的制备、固体脂质纳米粒的制备、微球的制备、微囊的制备、纳米乳的制备、小丸的制备。

　　本教材主要供药学类、中药学类及相关专业学生使用。教材的编写得到了各参编单位及出版社的大力支持，在此表示衷心的感谢！由于编者水平有限，在教材编写过程中难免存在疏漏和不足，衷心希望广大读者批评指正。

孙　逊　姜虎林

2024 年 6 月

目　录

第 一 章
基础实验

药物制剂研究是决定药品安全性、有效性、稳定性和顺应性的重要环节，药物制剂的设计首先要对药物的物理、化学及生物学性质进行一系列的考察。其中，药物理化性质的研究主要包括溶解度、pK_a、油水分配系数、晶型、吸湿性、粉体学性质及辅料配伍特性等。本章的基础实验主要介绍药物理化性质研究所涉及的基础理论和基本技能，共包含 7 个实验，具体为：药物溶解度的测定、药物油水分配系数的测定、药物的增溶与助溶、流体流变性质的测定、粉体的粒径与粒度分布的测定、粉体流动性的测定、物料的吸湿性及吸湿速度的测定。通过这些实验的训练，可以掌握药物溶解度的测定原理和测定方法，熟悉影响药物油水分配系数的因素，掌握增溶与助溶的基本原理与基本操作，掌握流体流变曲线、黏度测定的原理及方法，掌握粉体粒径及粒度分布的测定方法，熟悉影响粉末流动性的因素及助流剂对颗粒流动性的影响，熟悉吸湿平衡曲线的绘制方法及临界相对湿度的测定方法，为后续各种剂型和制剂的制备奠定基础。

实验一 药物溶解度的测定

一、实验目的与要求

1. 掌握药物溶解度的测定原理和测定方法。
2. 掌握使用紫外 – 可见分光光度计测定溶解度的操作技术。
3. 了解影响药物溶解度的因素。

二、基本概念与实验原理

药物溶解度（drug solubility）是指在一定温度（气体在一定温度和压力下）下，在一定量的溶剂中达到饱和时溶解的最大药量，是反映药物溶解性的重要指标。溶解度常用一定温度下 100 g 溶剂中（100 g 溶液或 100 mL 溶液）溶解溶质的最大克数来表示，也可用物质的摩尔浓度（mol·L^{-1}）来表示。《中华人民共和国药典》（以下简称《中国药典》）

（2020 年版）二部凡例收录了 7 种溶解度表达：极易溶解、易溶、溶解、略溶、微溶、极微溶解、几乎不溶或不溶解。对药物溶解性的评判标准见表 1-1。

表 1-1　药物溶解度评判标准

溶解度	标准
溶质 1 g（mL）能在溶剂不到 1 mL 中溶解	极易溶解
溶质 1 g（mL）能在溶剂 1 mL ~ 不到 10 mL 中溶解	易溶
溶质 1 g（mL）能在溶剂 10 mL ~ 不到 30 mL 中溶解	溶解
溶质 1 g（mL）能在溶剂 30 mL ~ 不到 100 mL 中溶解	略溶
溶质 1 g（mL）能在溶剂 100 mL ~ 不到 1 000 mL 中溶解	微溶
溶质 1 g（mL）能在溶剂 1 000 mL ~ 不到 10 000 mL 中溶解	极微溶解
溶质 1 g（mL）在溶剂 10 000 mL 中不能完全溶解	几乎不溶或不溶解

药物溶解度可以分为特性溶解度（intrinsic solubility）和平衡溶解度（equilibrium solubility）。特性溶解度是指药物不含任何杂质，在溶剂中不发生解离或缔合，也不发生相互作用时所形成的饱和溶液的浓度，是药物的重要物理参数。实际工作中，要完全排除药物解离和溶剂的影响不太可能，尤其是弱电解质药物，因此一般情况下测定的药物溶解度多为平衡溶解度，或称表观溶解度。在测定药物的溶解度时，应保证溶解过程达到平衡。

特性溶解度的测定可根据相溶原理图来确定。在测定数份不同程度的过饱和溶液的情况下，将配制好的溶液恒温持续振荡达到溶解平衡，离心或过滤后，取出上清液并做适当稀释，测定药物在饱和溶液中的浓度。平衡溶解度的测定：取数份药物，配制从不饱和到饱和溶液的系列浓度，置恒温条件下振荡至平衡，经滤膜过滤，取滤液分析，测定药物在溶液中的实际溶解度 S，并对配制溶液浓度 c 作图（图 1-1）。

影响药物溶解度的因素主要有药物的分子结构、晶型、粒子大小、溶剂的种类、溶解温度、溶液的 pH 和添加成分等。

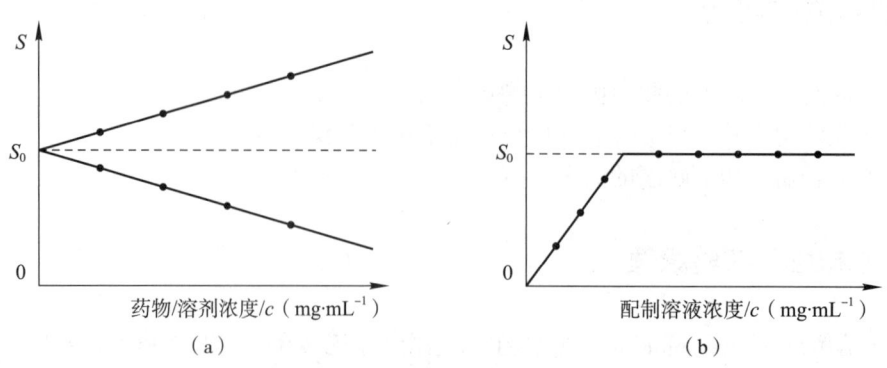

图 1-1　溶解度测定曲线

（a）特性溶解度；（b）平衡溶解度

三、实验内容

（一）仪器与材料

1. 仪器 碘量瓶、锥形瓶、注射器、微孔滤膜、过滤器、烧杯、容量瓶、玻璃棒、移液管、磁力搅拌器、磁力搅拌子、紫外 – 可见分光光度计等。

2. 材料 双氯芬酸钾、水杨酸、硫酸铁铵、盐酸、蒸馏水。

（二）实验部分

1. 双氯芬酸钾

（1）双氯芬酸钾标准曲线的绘制：将双氯芬酸钾标准品于 105℃ 干燥至恒重，精密称取 10 mg，置于 50 mL 容量瓶中，加入蒸馏水溶解并稀释至刻度线，摇匀，作为标准品储备液。分别移取储备液 0.5 mL、1.0 mL、2.0 mL、3.0 mL、4.0 mL、5.0 mL 和 6.0 mL，置于 50 mL 容量瓶中，加入蒸馏水定容至刻度线，摇匀，配制得到质量浓度为 2 μg/mL、4 μg/mL、8 μg/mL、12 μg/mL、16 μg/mL、20 μg/mL、24 μg/mL 的双氯芬酸钾系列标准溶液。根据紫外 – 可见分光光度法，在最大吸收波长 276 nm 处测定吸光度，以双氯芬酸钾的质量浓度（c）为横坐标，吸光度（A）为纵坐标进行线性回归分析，得到双氯芬酸钾的线性回归方程。

（2）双氯芬酸钾平衡溶解度的测定

1）饱和溶液的制备：称取双氯芬酸钾约 0.2 g，放入碘量瓶中，加入蒸馏水 50 mL，在磁力搅拌器中进行搅拌。

2）药物溶解平衡时间的确定：待步骤1）中搅拌至 30 min、60 min、90 min、120 min、150 min 和 180 min 时，分别吸取溶液约 5 mL，用微孔滤膜进行过滤，弃去初滤液，用移液管吸取滤液 0.5 mL 于 50 mL 容量瓶中，加入蒸馏水定容至刻度线，摇匀。于波长 276 nm 处测定其吸光度（A），药物浓度的平衡时间为相邻样品测定的吸光度（A）值相差小于 ± 0.004 开始出现时所对应的时间。

3）饱和溶液浓度的测定：将步骤2）中达到平衡时间所对应的样品静置，用注射器（弃去针头）吸取饱和溶液 5 mL，吸取 3 份，用微孔滤膜进行过滤，同上弃去初滤液，用移液管吸取滤液 0.5 mL 于 50 mL 容量瓶中，然后加入蒸馏水稀释至刻度线，摇匀，用紫外 – 可见分光光度计在 276 nm 处测定吸光度（A），根据双氯芬酸钾的标准曲线计算其饱和浓度。

2. 水杨酸

（1）水杨酸标准曲线的绘制

1）硫酸铁铵显色剂的配制：取 8 g 硫酸铁铵溶于 100 mL 蒸馏水中，移取该溶液 2 mL 置于 100 mL 烧杯中，加 1 mol/L 盐酸 1 mL，加蒸馏水至 100 mL，摇匀，即得（需现配现用）。

2）水杨酸标准曲线的绘制：精密称取水杨酸对照品 10 mg，用蒸馏水溶解后，定容成 100 μg/mL 的标准储备液，再移取该标准储备液配制成浓度分别为 10 μg/mL、20 μg/mL、40 μg/mL、50 μg/mL、80 μg/mL、100 μg/mL 的标准溶液。分别精密量取以上 6 种不同浓度的标准溶液 5 mL，加入硫酸铁铵显色剂 1 mL，摇匀；以蒸馏水 5 mL 加硫酸铁铵显色剂 1 mL 作为空白对照，于 530 nm 波长处测定吸光度。以吸光度（A）为纵坐标，水杨酸浓度（c）为横坐标，进行线性回归分析，得到标准曲线方程。

> **【操作注意】**水杨酸在水中不易溶解，可以通过超声分散或略微加热等手段加快其溶解，待药物完全溶解后，冷却至室温，再定容。

（2）水杨酸平衡溶解度的测定

1）饱和溶液的制备：取 100 mL 的锥形瓶，放置在 32℃恒温水浴中，加入 1 g 研细的水杨酸和 100 mL 煮沸放冷至室温的蒸馏水，用磁力搅拌器不断搅拌。

2）药物溶解平衡时间的确定：待步骤 1）中搅拌至 30 min、60 min、90 min、120 min、150 min 和 180 min 时，分别吸取溶液约 5 mL，用微孔滤膜进行过滤，弃去初滤液，用移液管吸取滤液 0.5 mL 于 50 mL 容量瓶中，加入蒸馏水定容至刻度线，摇匀。取稀释液 5 mL 加硫酸铁铵显色剂 1 mL，摇匀，于 530 nm 的波长处测定其吸光度（A），药物溶解的平衡时间为相邻样品测定的吸光度（A）值相差小于 ±0.004 开始出现时所对应的时间。

3）饱和溶液浓度的测定：将步骤 2）中达到平衡时间所对应的样品静置，用注射器（弃去针头）吸取饱和溶液 5 mL，吸取 3 份，用微孔滤膜进行过滤后，弃去初滤液，用移液管吸取滤液 0.5 mL 于 50 mL 容量瓶中，然后加入蒸馏水稀释至刻度线，摇匀，取稀释液 5 mL 加硫酸铁铵显色剂 1 mL，摇匀，用紫外 – 可见分光光度计在 530 nm 处测定吸光度（A），代入标准曲线计算水杨酸浓度，乘以稀释倍数即得水杨酸在室温下的溶解度。

4）同以上方法测定水杨酸在 30% 乙醇溶液中的溶解度。

四、实验结果与讨论

（一）双氯芬酸钾水中溶解度的测定结果

（1）吸光度检测：将不同平衡时间双氯芬酸钾溶液的吸光度值记录于表 1–2 中，并确定药物在水中溶解的平衡时间。

表 1–2　不同平衡时间双氯芬酸钾溶液的吸光度值

时间 /min	30	60	90	120	150	180
吸光度（A）						

由表中数据确定溶解平衡时间为_____ min。

（2）水中平衡溶解度：将双氯芬酸钾在室温蒸馏水中的平衡溶解度数据记录于表 1–3 中。

表 1–3　双氯芬酸钾在室温_____℃蒸馏水中的平衡溶解度

编号	1	2	3	平均
吸光度（A）				
浓度（c）				

（二）水杨酸在水中溶解度的测定结果

（1）吸光度检测：将不同平衡时间水杨酸溶液的吸光度值记录于表1-4中，并确定药物在水中溶解的平衡时间。

表1-4　不同平衡时间水杨酸溶液的吸光度

时间 /min	30	60	90	120	150	180
吸光度（A）						

由表中数据确定溶解平衡时间为_____ min。

（2）水中平衡溶解度：将水杨酸在32℃蒸馏水中的平衡溶解度数据记录于表1-5中。

表1-5　水杨酸在32℃蒸馏水中的平衡溶解度

编号	1	2	3	平均
吸光度（A）				
浓度（c）				

（三）水杨酸在30%乙醇溶液中溶解度的测定结果

（1）吸光度检测：将不同平衡时间水杨酸在30%乙醇溶液的吸光度值记录于表1-6中，并确定水杨酸在30%乙醇溶液中溶解的平衡时间。

表1-6　不同平衡时间水杨酸在30%乙醇溶液的吸光度

时间 /min	30	60	90	120	150	180
吸光度（A）						

由表中数据确定溶解平衡时间为_____ min。

（2）乙醇中平衡溶解度：将水杨酸在30%乙醇溶液中的平衡溶解度数据记录于表1-7中。

表1-7　水杨酸在室温30%乙醇溶液中的平衡溶解度

编号	1	2	3	平均
吸光度（A）				
浓度（c）				

五、思考题

1. 药物的特性溶解度与平衡溶解度有什么不同？
2. 影响药物溶解度的因素有哪些？
3. 特性溶解度与平衡溶解度的测定方法有哪些区别？
4. 增加药物溶解度的方法有哪些？

（彭新生）

实验二　药物油水分配系数的测定

一、实验目的与要求

1. 掌握药物油水分配系数测定的基本原理与测定方法。
2. 熟悉影响药物油水分配系数的因素。
3. 了解测定油水分配系数在药物制剂处方设计中的意义。

二、基本概念与实验原理

药物油水分配系数（oil-water partition coefficient，P）是指在一定温度下，当药物在油相和水相分配达到平衡时，药物在两相中的活度之比。通常浓度不大时，可以用浓度来代替活度。当药物浓度在油相与水相中达到平衡时，药物的油水分配系数可表示为：

$$P = \frac{c_0}{c_w} \tag{2-1}$$

式中，c_0 表示药物在油相中的浓度，c_w 表示药物在水相中的浓度。P 值越大，则药物脂溶性越强。

药物的油水分配系数反映了药物的亲水性和亲油性，是体现药物透过生物膜能力的重要参数。测定油水分配系数，是为了模拟生物体内药物在水相和生物相之间的分配情况，对预测药物在皮肤及体内的吸收具有重要意义，是药物制剂处方设计、新药研发及临床应用的重要参数之一。

测定油水分配系数的方法有摇瓶法、高效液相色谱法（HPLC）、薄层色谱法等，其中摇瓶法最为简单，用时短，结果准确，故常采用该法进行测定。将一定量药物的水相与油相装入具塞三角瓶中，在恒温下振摇 30 min 或更长时间，使达到分配平衡。充分静置后，两相分层，分离出油水两相，采用适当方法测定油水两相中药物的浓度。

若药物的脂溶性大，则药物大部分进入油相，水相中浓度很小，分析误差将会变大。为了减小测定误差，可以将油相与水相用量的比例从 1∶1 降至 1∶4 或 1∶9，从而提高药物在水相中的溶解量。

三、实验内容

（一）仪器与材料

1. **仪器**　电子分析天平、烧杯、容量瓶、移液管、恒温振荡器、具塞三角瓶、紫外 – 可见分光光度计。

2. **材料**　酮洛芬、正辛醇、蒸馏水、无水乙醇。

（二）实验部分

1. **酮洛芬试液的配制**　精密称定酮洛芬 25 mg，置 100 mL 容量瓶中，加无水乙醇溶解，摇匀，定容，即得。

2. 标准曲线的绘制　精密移取酮洛芬试液 1 mL 于 10 mL 容量瓶中，用无水乙醇稀释至刻度，摇匀。再分别移取酮洛芬试液 0.1 mL、0.2 mL、0.4 mL、0.6 mL、0.8 mL、1 mL 于 10 mL 容量瓶中，加无水乙醇稀释至刻度，摇匀，配制成一系列浓度的标准溶液：0.002 5 mg/mL、0.005 mg/mL、0.01 mg/mL、0.015 mg/mL、0.02 mg/mL、0.025 mg/mL。在最大吸收波长 265 nm 下测定酮洛芬溶液的吸光度值。以浓度（c）为横坐标，吸光度值（A）为纵坐标，绘制标准曲线。

3. 酮洛芬油水分配系数的测定　称取酮洛芬适量移至 50 mL 容量瓶中，用正辛醇溶液溶解并定容。按 1∶1 的油水比例分别移取酮洛芬正辛醇溶液和水各 10 mL 置于具塞三角瓶中，用 37℃恒温振荡器振荡 3 h 后，静置。移取 0.5 mL 正辛醇层溶液于 10 mL 容量瓶中，用无水乙醇定容，测定其在最大吸收波长 265 nm 处的吸光度值。平行测定 3 份。利用标准曲线计算酮洛芬在正辛醇层与水相中的浓度。最后计算出酮洛芬的油水分配系数。

【操作注意】①实验必须使用分析纯的正辛醇和蒸馏水，不能使用去离子水。②试验前，正辛醇与水需经预饱和处理。水相应为正辛醇饱和的水溶液，油相应为水饱和的正辛醇溶液。③在萃取过程中，不宜振荡过猛，以免两液相产生乳化，难以分层。

【注解】配制水饱和的正辛醇溶液和正辛醇饱和的水溶液时，将等量水与正辛醇混合，充分摇匀，静置足够长的时间使两相完全分离，下层为正辛醇饱和的水溶液，上层为水饱和的正辛醇溶液。

四、实验结果与讨论

（1）记录酮洛芬乙醇溶液的最大吸收波长。

（2）将系列酮洛芬标准溶液的吸光度记录于表 2-1，绘制标准曲线，求出标准曲线方程。

表 2-1　系列酮洛芬标准溶液的吸光度及浓度

样品编号	1	2	3	4	5	6
酮洛芬浓度 /（mg·mL^{-1}）						
吸光度（A）						
标准曲线方程						

（3）将 3 份酮洛芬在正辛醇中的吸光度记录在表 2-2 中，并依据标准曲线方程计算出酮洛芬的浓度，求出平均浓度。

表 2-2　酮洛芬在正辛醇中的吸光度及浓度

编号	1	2	3	平均值
吸光度（A）				
浓度（c_0）				

（4）计算酮洛芬在正辛醇／水中的分配系数。

五、思考题

1. 测定酮洛芬油水分配系数时，影响因素有哪些?
2. 测定药物油水分配系数时，如何选择油相溶剂?
3. 举例说明测定药物油水分配系数的意义。

（张海红）

实验三　药物的增溶与助溶

一、实验目的与要求

1. 掌握增溶与助溶的基本原理与基本操作。
2. 熟悉影响药物增溶与助溶的因素。
3. 熟悉常见的增溶剂与助溶剂。
4. 了解增溶剂与助溶剂的选用原则。

二、基本概念与实验原理

增溶与助溶是药剂学中增加难溶性药物水中溶解度的常用方法。增溶是指某些难溶性药物在表面活性剂的作用下，在水中的溶解度增大并形成澄明溶液的过程。具有增溶能力的表面活性剂称为增溶剂，被增溶的物质称为增溶质。表面活性剂在水中形成胶束是增溶作用的基础，表面活性剂浓度达到临界胶束浓度以上时，溶质的溶解度才会显著提高。因此，表面活性剂浓度越大，形成的胶束越多，难溶性药物溶解得越多，增溶量越大。对于以水为溶剂溶解药物时，增溶剂的最适亲水亲油平衡值（hydrophile and lipophile balance，HLB）为 15～18，常用的增溶剂有聚山梨酯类和聚氧乙烯脂肪酸酯类。此外，药物的增溶效果受多种因素影响，如增溶剂的性质、增溶质的性质、增溶温度、增溶质的加入顺序和用量等。

助溶是指难溶性药物与加入的第三种物质在溶剂中形成可溶性的分子间络合物、复盐或缔合物等，以增加药物在溶剂中（主要指水）溶解度的过程。该第三种物质称为助溶剂。助溶剂可溶于水，多为低分子化合物（非表面活性剂），形成的络合物多为大分子，可数倍甚至数十倍增加药物的溶解度。常用的助溶剂主要分为两大类：一类是某些有机酸及其钠盐，如苯甲酸钠、水杨酸钠、对氨基苯甲酸等；另一类是酰胺类化合物，如尿素、烟酰胺、乙酰胺等。因助溶机制复杂，关于助溶剂的选择至今尚无明确的规律可循，一般只能根据药物的性质选用与其能形成水溶性络合物、复盐或缔合物的物质。

本实验以吲哚美辛、碘和茶碱为模型药物，采用增溶、助溶的方法提高药物的溶解度。吲哚美辛（$C_{19}H_{16}ClNO_4$，$M=357.79$）为类白色或微黄色结晶性粉末，溶于丙酮，在乙醇、三氯甲烷或乙醚中略溶，在水中几乎不溶。碘（I_2，$M=253.8$）为紫黑色、具有光泽的固体，在三氯甲烷、四氯化碳、二硫化碳等有机溶剂中易溶，并形成美丽的紫色溶液，但微溶于水。茶碱（$C_7H_8N_4O_2$，$M=180.16$）为白色结晶性粉末，在乙醇或三氯甲烷中微溶，在水中极微溶解，在乙醚中几乎不溶，在氢氧化钾溶液或氨溶液中易溶。

三、实验内容

（一）仪器与材料

1. **仪器**　恒温水浴锅、电子分析天平、紫外 – 可见分光光度计、微孔滤膜过滤器、烧杯、量筒、容量瓶、移液管、注射器、玻璃棒。

2. **材料**　吲哚美辛、碘、茶碱、聚山梨酯 –20（Tween-20）、聚山梨酯 –40（Tween-40）、聚山梨酯 –80（Tween-80）、碘化钾、聚维酮、乙二胺、烟酰胺、蒸馏水等。

（二）实验部分

1. 增溶剂对难溶性药物的增溶作用

（1）Tween-80 及其加入顺序对吲哚美辛增溶的影响：分别准确称取吲哚美辛 4 份，每份 50 mg。

1）量取蒸馏水 50 mL 于 100 mL 烧杯中，加入吲哚美辛 1 份，持续搅拌 2 min，静置 20 min，观察并记录吲哚美辛的溶解情况。

2）量取蒸馏水 50 mL 于 100 mL 烧杯中，加入 Tween-80 3 g，搅拌均匀后加入吲哚美辛 1 份，反复搅拌 2 min，静置 20 min，观察并记录吲哚美辛的溶解情况。

3）量取蒸馏水 50 mL 于 100 mL 烧杯中，加入吲哚美辛 1 份，搅拌均匀；再加入 Tween-80 3 g，持续搅拌 2 min，静置 20 min，观察并记录吲哚美辛的溶解情况。

4）取吲哚美辛 1 份于 100 mL 烧杯中，加入 Tween-80 3 g，搅拌均匀，加入蒸馏水 10 mL，持续搅拌 2 min；再加入 40 mL 蒸馏水，搅拌均匀，静置 20 min，观察并记录吲哚美辛的溶解情况。

【操作注意】①操作中各项条件应尽可能保持一致，如加药量、搅拌时间等。②在增溶操作中，样品搅拌后应放置一段时间，以利于药物充分进入胶束。

（2）聚山梨酯的种类及温度对吲哚美辛增溶的影响

1）称取 Tween-20 和 Tween-40 各 6 g，分别置于 200 mL 烧杯中，加入 100 mL 蒸馏水。搅拌均匀后，各量取 50 mL 置于 100 mL 烧杯中，分别加入吲哚美辛 50 mg，反复搅拌 2 min，静置 20 min，用 0.45 μm 微孔滤膜过滤器过滤。取滤液 0.5 mL，加蒸馏水稀释并定容至 100 mL，于波长 320 nm 处测吸光度，分别计算药物溶解度（空白对照液的配制：分别取上述剩余的不含吲哚美辛的 Tween-20 和 Tween-40 溶液，用 0.45 μm 微孔滤膜过滤器过滤，精密量取续滤液 0.5 mL 置于 100 mL 容量瓶中，用蒸馏水稀释至刻度，混匀）。

量取 50 mL 蒸馏水置于 100 mL 烧杯中，加入吲哚美辛 50 mg，反复搅拌 2 min，放置约 20 min，用 0.45 μm 微孔滤膜过滤器过滤，取滤液 0.5 mL，加蒸馏水稀释并定容至

100 mL，于波长 320 nm 处测吸光度，计算药物在蒸馏水中的溶解度。

2）称取 Tween-80 9 g 于 250 mL 烧杯中，加入蒸馏水 150 mL，搅拌均匀后，量取两份 50 mL 溶液，分别置于 100 mL 烧杯中。然后，向两个烧杯中各加入吲哚美辛 50 mg，分别置于室温、55℃恒温条件下持续搅拌 2 min，静置 20 min，用 0.45 μm 微孔滤膜过滤器过滤，取滤液 0.5 mL 置于 100 mL 容量瓶中，并用蒸馏水稀释至刻度，摇匀。同上法分别测定吸光度。计算溶解度并与 1）结果相比较。

【操作注意】同前。

2. 助溶剂对难溶性药物的助溶作用

（1）助溶剂对碘的增溶作用：称取碘适量，研磨成细粉，称取碘粉 3 份，每份约 0.2 g。

1）取碘粉 1 份置于烧杯中，然后加入 20 mL 蒸馏水，搅拌，观察现象。

2）称取碘化钾 1 g 置于烧杯中，加入 20 mL 蒸馏水，搅拌至溶解，然后加入碘粉 1 份，搅拌，观察现象。

3）称取聚维酮 1 g 置于烧杯中，加入 20 mL 蒸馏水，升温搅拌至溶解，加入碘粉 1 份，搅拌，观察现象。

【操作注意】注意药品加入顺序。

（2）助溶剂对茶碱的增溶作用：称取茶碱 3 份，每份约 0.15 g。

1）取茶碱 1 份置于烧杯中，加入 20 mL 蒸馏水，搅拌，观察现象。

2）取茶碱 1 份置于烧杯中，加入 19 mL 蒸馏水，搅拌，然后逐滴加入乙二胺 1 mL，搅拌均匀，观察现象。

3）取茶碱 1 份置于烧杯中，加入等量的烟酰胺后，再加入 1 mL 蒸馏水，搅拌均匀，补加蒸馏水至 20 mL，搅拌均匀，观察现象。

【操作注意】注意药品加入顺序。

四、实验结果与讨论

1. 观察并讨论　描述 Tween-80 及其不同顺序加入得到的吲哚美辛溶液的性状，并说明其对吲哚美辛增溶的影响。

2. 聚山梨酯对吲哚美辛的增溶作用　将结果填入表 3-1。

表 3-1　聚山梨酯对吲哚美辛的增溶作用

药物	表面活性剂	体系的外观状态	溶解度 /［g·(100 mL)⁻¹］
吲哚美辛	无		
吲哚美辛	Tween-20		
吲哚美辛	Tween-40		
吲哚美辛	Tween-80		

3. 不同温度下 Tween-80 对吲哚美辛的增溶作用　将结果填入表 3-2。

表 3-2　不同温度下 Tween-80 对吲哚美辛的增溶作用

药物	表面活性剂	溶解度 /[g·(100 mL) $^{-1}$]	
		室温	55℃
吲哚美辛	Tween-80		

4. 不同助溶剂对碘的助溶作用　将结果填入表 3-3。

表 3-3　不同助溶剂对碘的助溶作用

药物	助溶剂	现象
碘	无	
碘	碘化钾	
碘	聚维酮	

5. 不同助溶剂对茶碱的助溶作用　将结果填入表 3-4。

表 3-4　不同助溶剂对茶碱的助溶作用

药物	助溶剂	现象
茶碱	无	
茶碱	乙二胺	
茶碱	烟酰胺	

五、思考题

1. 影响药物溶解度的因素有哪些?
2. 碘化钾、聚维酮对碘助溶的可能机制是什么?
3. 分析乙二胺对茶碱助溶的可能机制。
4. 简述增加药物溶解度的方法。

（应晓英）

实验四　流体流变性质的测定

一、实验目的与要求

1. 掌握流体流变曲线、黏度的测定原理及方法。
2. 掌握牛顿流体的概念、特点。

3. 熟悉非牛顿流体的分类、流变曲线的特点及黏度变化规律。

4. 熟悉流变仪的使用。

二、基本概念与实验原理

在适当外力的作用下，物质所具有的流动性和变形性称为流变性。衡量物质流变性最常用的物理量是黏度。流体在外力作用下，因质点间相对运动而产生的阻力称为黏性。对于液体来说，其内部存在的阻碍液体流动的摩擦力即为黏性，用黏度（η）表示。

所有流体的流变性都可以用剪切速率（$D = \mathrm{d}v/\mathrm{d}r$）和剪切应力（$S = F/A$）之间的关系曲线来描述，这种关系曲线称为流变曲线。不同流变性的流体具有不同的流变曲线（图 4-1），根据流变曲线的特征，流体可分为牛顿流体和非牛顿流体两大类。

牛顿流体 [图 4-1 中（1）] 的剪切速率 D 与剪切应力 S 之间呈线性关系，且直线通过原点。直线斜率反映黏度，因此牛顿流体的黏度是一个常数，不随剪切速率的变化而变化，此关系称为牛顿黏性定律，如式（4-1）和式（4-2）所示。

$$S = \eta \cdot D \tag{4-1}$$

$$D = \frac{1}{\eta} \cdot S \tag{4-2}$$

低分子溶液或高分子稀溶液都属于牛顿流体，如水、甘油、糖浆、液体石蜡等。测定牛顿流体黏度常用的仪器有毛细管式黏度计、旋转式黏度计和落球式黏度计。

非牛顿流体不符合剪切应力和剪切速率呈正比的关系，其流变曲线有的不通过原点。非牛顿流体的黏度不是一个常数，随剪切速率的变化而变化。按流变曲线的类型不同，可分为塑性流体、假塑性流体、胀性流体和触变流体等（图 4-1）。高分子溶液、溶胶、乳浊液、软膏及一些混悬剂等均属于非牛顿流体。

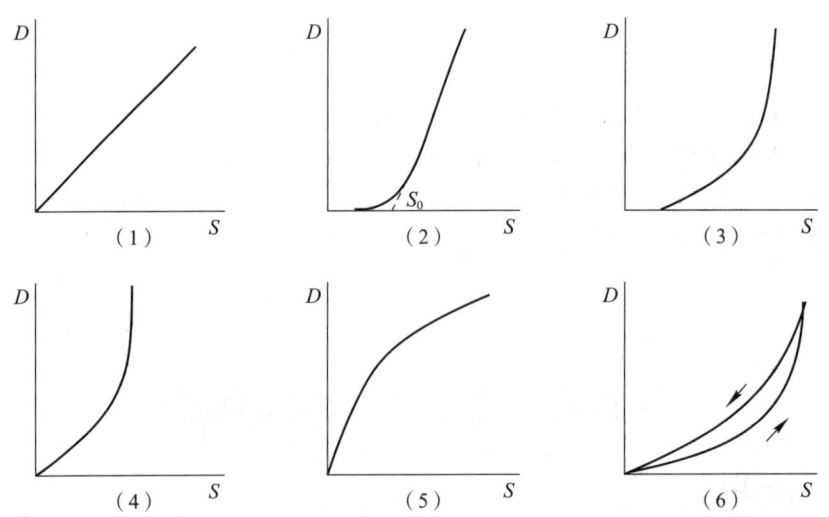

图 4-1　各种类型流体的流变曲线

（1）牛顿流体；（2）塑性流体（S_0 致流值）；（3）假塑性流体
（4）假黏性流体；（5）胀性流体；（6）触变流体

流变学性质在药剂中对混悬剂、乳剂、胶体溶液、软膏剂和栓剂等的处方设计、质量评价以及制备工艺的确定具有重要的指导意义。

三、实验内容

（一）仪器和材料
1. **仪器**　流变仪、烧杯、量筒等。
2. **材料**　蒸馏水、甘油、羧甲基纤维素钠、淀粉。
（二）实验部分
1. **甘油流变曲线的绘制**
（1）仪器开机。
（2）仪器校正与测量头的安装。
（3）取甘油适量，在样品板上滴加样品，开始测定。
（4）绘制流变曲线，计算黏度等流变学参数。
2. **不同浓度羧甲基纤维素钠水溶液流变曲线的绘制**
（1）分别称取羧甲基纤维素钠 0.5 g、1.0 g、3.0 g 置于 100 mL 烧杯中，加水溶解并稀释至 100 mL，搅匀，制备浓度分别为 0.5%、1.0% 和 3% 的羧甲基纤维素钠溶液。
（2）样品流变性的测定：同前所述方法。
3. **40% ~ 50% 淀粉混悬液流变曲线的绘制**
（1）称取 40 ~ 50 g 淀粉置于 100 mL 烧杯中，加水搅拌均匀并稀释至 100 mL，得到淀粉混悬液，同前述方法测定其流变曲线，并进行数据分析。
（2）绘制流变曲线，计算黏度等流变学参数。

四、实验结果与讨论

1. **甘油溶液**　根据绘制的流变曲线，判断甘油是何种流体。写出甘油的流变学方程，求出甘油的黏度。
2. **羧甲基纤维素钠溶液**　根据绘制的流变曲线，判断羧甲基纤维素钠溶液是何种流体，写出其流变学方程。
3. **淀粉混悬液**　根据绘制的流变曲线，判断淀粉混悬液是何种流体，写出其流变学方程。

五、思考题

1. 简述物质的流变性和黏度的概念。
2. 思考并归纳影响液体黏度的因素有哪些？
3. 简述流变学在药剂学中的应用。
4. 描述牛顿流体、塑性流体、假塑性流体、触变流体各自的特点。

六、附录

1. 流变仪介绍 流变曲线和黏度可以利用流变仪进行测定。本实验所介绍的流变仪是控制剪切应力与剪切速率的旋转流变仪。能够测试样品的黏度曲线、流变曲线、触变性、屈服应力、蠕变恢复等流变性能。仪器如图4-2所示。

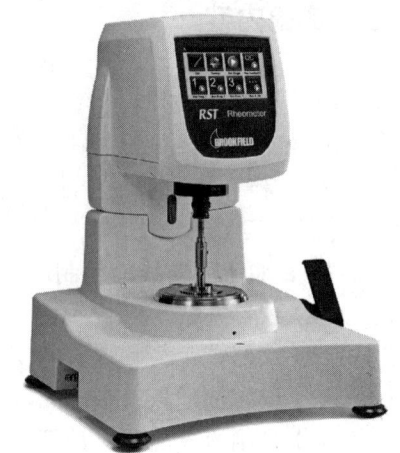

2. 测试原理 仪器使用一个带光编码器的高精密动态驱动系统确定转子绝对位置的测量，测得物料的流变特性。基本测量方法：控制剪切速率旋转测量和控制剪切应力旋转测量。流变仪进行预剪切（剪切速率）旋转测试，测量施加在测量元件上的扭矩或预先设定剪切应力，测量该元件的角偏转，再测量被测物的剪切形变。

图4-2 流变仪

3. 操作流程

（1）打开仪器开关，仪器保持在主界面，勿进入其他界面，确定计算机软件与仪器相连。

（2）打开仪器软件，打开现有的测试程序，或者新建测试程序，进行下一步测试。

（3）根据转子装配相应样品杯或者设定好平板转子间隙。

（4）安装转子，点击开始运行，自动升降型流变仪将自动到达所需间隙，并添加样品。对于手动型机器，根据仪器上的提示，调节间隙，并根据仪器的要求添加样品。

（5）点击开始，仪器自行达到指定温度，开始测试。

（6）完成测试后，打开转子快速接头，仪器自动上抬，并清洁转子与测样平台。

（7）根据需求查看分析测试结果。

（8）整理仪器及样品，完成测试，关闭电源。

4. 注意事项

（1）使用干燥、无磨砂的布清洁仪器面板。请勿使用洗洁剂或有机溶剂。

（2）使用无磨砂的布，或使用样品对应的溶剂（如水、乙醇、丙酮等）清理样品平面与转子。

（3）每次测试完成后，请确保转子已取下并装回转子套筒，请勿直接将转子随意放置在桌上，防止转子掉落或被摔打。

（应晓英）

实验五　粉体的粒径与粒度分布的测定

一、实验目的与要求

1. 掌握粉体粒径以及粒度分布的测定方法。
2. 了解不同粉体粒径与粒度分布的测定原理。

二、基本概念与实验原理

粉体是无数个固体粒子（particle）集合的总称。粉体性质可能因为粒子的微小变化而发生显著变化。粒径和粒径分布是粉体的最基本性质之一。球体、立方体规则粒子的大小可以用特征长度，如直径、边长等来表示；对于不规则粒子不能用单一径长表示其大小，常用"相当径"表示。粒径分布反映了粉体中不同粒径大小的粒子在样品中的分布情况，可用频率分布或累积分布表示。在制药行业中最常用的平均径为中间粒径，也称中值径，是在粒径累积分布图中累积值正好为 50% 所对应的粒径，用 D_{50} 表示，即粒径小于 D_{50} 的粒子占粉体总体的 50%。

粒径测定方法主要分为几何学测定法和有效粒子径测定法。《中国药典》（2020 年版）规定可用显微镜法（第一法）或筛分法（第二法）测定药物制剂的粒子大小或限度，用光散射法（第三法）测定原料药或药物制剂的粒度分布（通则 0982）。表 5-1 列出了药典中的三种测定方法的粒径检测范围。

表 5-1　常用粒径测定方法及测定范围

测定方法	粒径 /μm	平均径	粒度分布	比表面积	流体力学原理
1. 几何学测定法					
光学显微镜	1 ~ 1 000	√	√	×	×
电子显微镜	0.001 ~ 1 000	√	√	×	×
筛分法	45 ~ 2 000	√	√	×	×
2. 有效粒子径测定法					
光散射法	0.02 ~ 3 500	√	√	×	×

注：√代表能测；× 代表不能测。

显微镜法是将粒子放在显微镜下，根据投影图像测得等价粒径的方法，主要用于测定几何学粒径，包括三轴径、Feret 径和 Martin 径等。如图 5-1（1）所示，三轴径是指在粒子的投影面积上测定的长径、短径和高，反映的是粒子的外接长方体的尺寸。Feret 径是定方向接线径，在粒子的投影面上按一定方向（逆时针为正）画出外接平行线，其平行线之间的距离即为定方向径，如图 5-1（2）所示，Feret 径①、②分别表示的是 90°、135° 方向上粒子的 Feret 径。该方法的主要缺点是只能通过粒子的长度和宽度估测粒径，不能获得粒子的厚度数据。测定时，必须避免粒子间的重叠，以免产生测定误差。Martin 径也称定方向等分径，它是用一条直线将粒子的投影面积按一定方向进行分割，恰好将投影面积分割成等份时的线段长度，如图 5-1（3）所示，粒子投影面积 A、B 部分面积相等。采用其他粒径测定方法时，通常要借助显微镜法观察粒子是否有聚集。根据不同的粒子大小可以选择不同的显微镜，如光学显微镜、扫描电子显微镜、透射电子显微镜等。

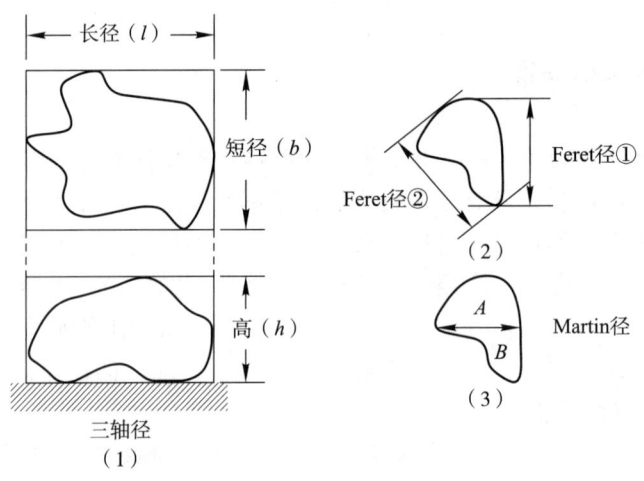

图 5-1 粉体颗粒不同直径的表示方法
（1）三轴径；（2）Feret 径；（3）Martin 径

筛分法是粒径分布测定中最简单、快速的方法，一般分为手动筛分法、机械筛分法与空气喷射筛分法。手动筛分法和机械筛分法适用于测定大部分粒径大于 75 μm 的样品。对于粒径小于 75 μm 的样品，则应采用空气喷射筛分法或其他方法。机械筛分法是采用机械方法或电磁方法，产生垂直振动、水平圆周运动、拍打、拍打与水平圆周运动相结合等振动方式，将目标粒径颗粒从混合物中分离出来。空气喷射筛分法则是采用流动的空气流带动颗粒穿过筛孔来完成筛分，它适用于样品比较细、质量轻、易团聚的粉末。在筛分试验时需注意环境湿度，防止样品吸水或失水。对易产生静电的样品，可加入 0.5% 胶质二氧化硅和（或）氧化铝等抗静电剂，以减小静电作用产生的影响。

光散射法既可以测定粉末状的颗粒，也可以测定混悬液中的颗粒。其测定原理是：单色光束照射到颗粒供试品后即发生散射现象。由于散射光的能量分布与颗粒的大小有关，通过测量散射光的能量分布散射角，依据 Mie 散射理论和 Fraunhofer 衍射理论，即可计算出颗粒的粒度分布。所用仪器为激光散射粒度分布仪。

三、实验内容

（一）仪器与材料

1. 仪器 筛网（80 目、100 目、120 目、160 目、200 目、240 目）、10 mL 离心管、电子分析天平、光学显微镜（带测微尺）、激光粒度分析仪（Mastersizer 2000）。

2. **试剂与试药**　滑石粉。

（二）实验部分

1. **显微镜法**　将滑石粉置于60℃烘箱干燥过夜，然后将滑石粉转移到10 mL离心管中用力摇匀，取适量粉体，置于载玻片上，覆以盖玻片，轻压使颗粒分布均匀，注意防止气泡混入，立即在50~100倍显微镜下检视盖玻片全部视野，应无凝聚现象。在200~500倍显微镜下，使用目镜测微尺测定300个滑石粉粒子的粒径（粒子的三轴径中的长径），绘制以个数为基准的累积分布图，获得D_{10}、D_{50}、D_{90}，即累积百分比为10%、50%、90%所对应的粒径。示例如图5-2所示。

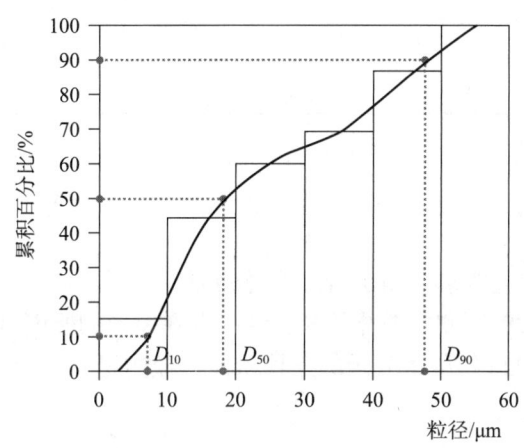

图5-2　个数基准累积分布图

2. **筛分法**　称取干燥过后的滑石粉50 g，依次过80目、100目、120目、160目、200目和240目筛网，按水平方向旋转振摇至少3 min，并不时在垂直方向轻叩，分别收集不能通过80目药筛、80~100目筛、100~120目筛、120~160目筛、160~200目筛、200~240目筛、通过240目筛的颗粒，称重，计算其所占百分比，同上绘制质量累积分布图，得到D_{10}、D_{50}、D_{90}值。

3. **光散射法**　取干燥后的滑石粉适量，在离心管中用力摇匀，选择干法模式采用激光粒度分析仪进行粒度测定。以激光粒度分析仪Mastersizer 2000为例，测定前，扫描仪器背景，校正遮光度为0.0%，表明仪器背景无杂质，即可进行粒径检测。取一药匙滑石粉放置于样品盘上，启动激光粒度分析仪的干法测定程序，待仪器检测后，查看仪器输出报告，获取D_{10}、D_{50}、D_{90}值。比较以上三种方法所测定滑石粉的粒径大小，填入表5-2。

◉实验操作视频　光散射法测定粉体的粒径与分布

【操作注意】①粉体吸湿、颗粒聚集对测定结果影响较大，滑石粉经干燥后应该尽快检测，测定时可以适当调节激光粒度仪测试程序的分散压力以打散颗粒。②使用激光粒度分析仪测定时，所测样品的遮光度通常需要达到仪器遮光度范围的0.5%~5%。

四、实验结果与讨论

将以下三种方法测得的滑石粉粒径结果填入表 5–2。

表 5–2　不同方法测定滑石粉的粒径大小测定结果

粒径大小　　检测方法	显微镜法	筛分法	光散射法
$D_{10}/\mu m$			
$D_{50}/\mu m$			
$D_{90}/\mu m$			

五、思考题

1. 简述显微镜法和光散射法测定粉体粒径的原理。
2. 光散射法和显微镜法测定粉体粒径，结果存在差异的原因是什么？
3.《中国药典》（2020 年版）收录的三种粉体粒径测定方法，其适用性和特点各是什么？简述准确测定的要点。

（胡海燕）

实验六　粉体流动性的测定

一、实验目的与要求

1. 掌握粉体流动性的测定方法。
2. 熟悉影响粉末流动性的因素及助流剂对颗粒流动性的影响。

二、基本概念与实验原理

粉体流动性（flowability）是指粉体在自然状态下流动的性能，是片剂、胶囊剂、颗粒剂等固体制剂制备必须考虑的重要因素。粉体流动性与很多因素有关，如组成粉体的大小、形状、密度、粗糙度、比表面积等，定会直接影响制剂的重量差异、装量差异以及含量均匀度等。

表征粉体流动性的参数主要有休止角、流出速度、压缩度等。

休止角（angle of repose，θ）是指静止状态的粉体堆积体的自由斜面与水平面之间所形成的最大夹角，常用测定方法为固定圆锥法。如图 6–1 所示，将漏斗（漏斗角度会影响休止角的测定，建议使用的漏斗角度为 60°）固定于铁架台，上方放置孔径为 1.0 mm

的筛网，用于避免粉体的不同压缩状态对测定结果产生影响。表面皿倒扣于漏斗下方，漏斗高度应保持在离粉体锥尖 2~4 cm 的距离。将粉体由漏斗缓慢加入，直到粉体堆积层斜边的物料沿表面皿边缘流出为止，停止注入。形成的锥面与底面的夹角记为 θ，按照公式 $\tan\theta = \dfrac{h}{r}$ 计算粉体的休止角。其中，h 为圆锥体高度，r 为表面皿内径。休止角是测定粉体流动性的最简便方法。粉体休止角越小，粒子间摩擦力越小，即流动性越好。一般认为 $\theta \leqslant 30°$ 时粉体流动性好，$\theta \leqslant 40°$ 可满足制剂生产过程中对粉体流动性的要求。

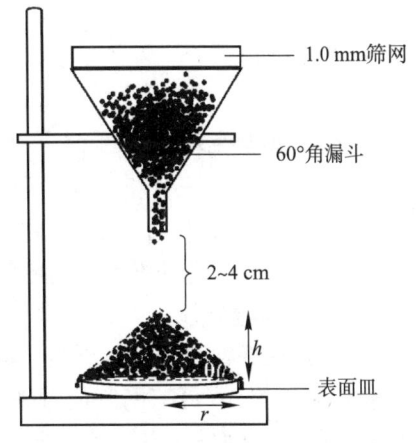

图 6-1　休止角的测定装置

　　流出速度（flow velocity）是将一定量的粉体装入漏斗中，测定全部粉体从漏斗小孔中流出的时间，或测定固定时间通过漏斗小孔的粉体量（例如，测定 100 g 粉体流出小孔所需的时间，精确到 0.1 s；或是测定 10 s 内通过小孔的粉体量，精确到 0.1 g）。流出速度测定装置如图 6-2 所示，粉体从内部经过抛光的无颈干燥漏斗装入，底部出口使用挡板堵住，将定量称量后未经压缩的粉体放入漏斗。测定时，移去漏斗挡板并测量整个样品流出漏斗所需时间。

　　一般而言，漏斗下部直径 d 应大于粉体颗粒直径的 6 倍。如粉体的流动性差而不能流出，可加入 100 μm 的玻璃球助流，并测定粉体自由流动时所需玻璃球的最少加入量（质量百分比），加入量越多表明粉体的流动性越差。

　　压缩度（compressibility index）的测定常采用轻敲法，测定装置如图 6-3 所示。在无任何外界振动条件下，将粉体填充至量筒中（装量应达到量筒体积的 60% 以上）。施加振动使粉体处于最紧实状态，其初始体积 V_0 与振实后的体积 V_f 之差占初始体积的百分比（$C = \dfrac{V_0 - V_f}{V_0} \times 100\%$）即为粉体压缩度。为简化测定方法，并使测定结果准确，通常测定压缩前后粉体高度 h 的变化比表征压缩度。一般来说，压缩度在 20% 以下时流动性较好。

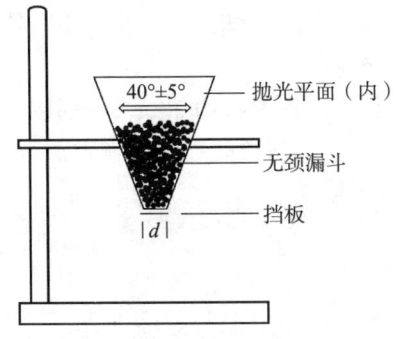

图 6-2　流出速度的测定装置

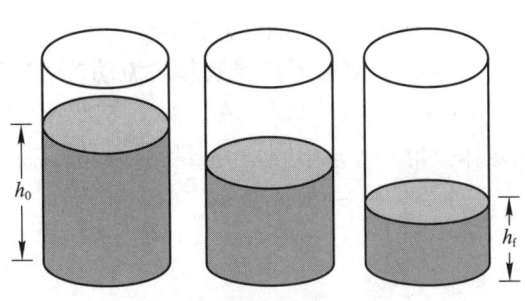

图 6-3　压缩度测定示意图

三、实验内容

（一）仪器与材料

1. 仪器 电子分析天平、铁架台、漏斗、表面皿、计时器、无颈漏斗、粉体振动仪、100 μm 玻璃球、16 目筛、60 目筛、塑料量筒、直尺。

2. 材料 微晶纤维素、淀粉、糊精、滑石粉、微粉硅胶、硬脂酸镁。

（二）实验部分

1. 微晶纤维素颗粒的制备 取 120 g 微晶纤维素，加适量 10% 淀粉浆制软材。按压软材使其通过 16 目筛网制成湿颗粒，然后在 60℃干燥 1 h。随后用 16 目筛整粒，用 60 目筛去除少量细粉，得微晶纤维素颗粒。

【操作注意】①湿法制粒的关键步骤是制软材，其软材质量以"轻握成团，轻压即散"为标准，黏合剂的用量是关键。②颗粒由筛孔落下如呈长条状时，表明软材过湿，黏合剂过量。相反若软材通过筛孔后细粉较多，则表明黏合剂用量不够，软材过干。

2. 粉体休止角、流出速度、压缩度的测定

（1）测定粉体的休止角

1）称取淀粉和糊精各 20 g，过 60 目筛，按图 6-1 操作。

2）称取微晶纤维素粉末和微晶纤维素颗粒各 20 g，测定休止角，比较粉体大小对休止角的影响。

3）称取微晶纤维素粉末 20 g 共 3 份，分别加入 0.2 g 滑石粉、微粉硅胶、硬脂酸镁，混匀后测定休止角，考察不同润滑剂对粉体流动性的影响。

（2）测定粉体的流出速度

1）称取淀粉、糊精、微晶纤维素（粉末）、微晶纤维素（颗粒）各 20 g，测定粉体流出速度，比较不同粉体物料及同一物料不同粒径大小的流出速度。

2）称取淀粉、糊精、微晶纤维素粉末各 20 g，加入 100 μm 玻璃球 5 g，比较加入玻璃球前后粉体的流出速度的变化。

（3）测定粉体的压缩度：称取淀粉、糊精各 20 g 过 60 目筛，以及微晶纤维素颗粒 20 g 分别加入 50 mL 塑料量筒中测量初始高度 h_0，每轻敲桌面 10 次测定一次量筒中粉体的高度，至测定高度不变为止，计为 h_f，根据公式计算压缩度。

3. 助流剂对微晶纤维素颗粒流动性的影响 称取微晶纤维素颗粒约 20 g，分别以不同量（0%、0.5%、1%、2%、3%、5%）的滑石粉作为助流剂，与微晶纤维素颗粒混合，测定休止角，考察不同量滑石粉对微晶纤维素颗粒流动性的影响。

四、实验结果与讨论

1. **粉体流动性测定** 将结果填入表6-1。

表6-1 粉体流动性测定结果

	淀粉	糊精	微晶纤维素（粉末）	微晶纤维素（颗粒）
休止角				
流出速度				
压缩度				

2. **不同润滑剂对粉体休止角的影响** 将结果填入表6-2。

表6-2 不同润滑剂对粉体休止角的影响

	微晶纤维素（粉末）			
	纯粉末	添加滑石粉	添加微粉硅胶	添加硬脂酸镁
休止角				

3. **添加玻璃球对流出速度的影响** 将结果填入表6-3。

表6-3 添加玻璃球对流出速度的影响

	淀粉+玻璃球	糊精+玻璃球	微晶纤维素（粉末）+玻璃球
流出速度			

4. **滑石粉含量对微晶纤维素颗粒流动性的影响** 将结果填入表6-4。

表6-4 滑石粉含量对微晶纤维素颗粒流动性的影响

滑石粉含量	0%	0.5%	1%	2%	3%	5%
休止角						
流出速度						
压缩度						

五、思考题

1. 影响粉体流动性的因素有哪些？
2. 粉体流动性测定在固体制剂制备中有何意义？
3. 分析助流剂的助流原理。

（胡海燕）

实验七　物料的吸湿性及吸湿速度的测定

一、实验目的与要求

1. 掌握空气的相对湿度与药物的临界相对湿度的概念。
2. 掌握水溶性物料和水不溶性物料的吸湿特性。
3. 掌握水溶性或水不溶性物料混合物的吸湿特性。
4. 熟悉吸湿平衡曲线的绘制方法及临界相对湿度的测定方法。

二、基本概念与实验原理

吸湿性是指物料在一定温度和湿度的空气中表面逐渐吸附空气中水分的现象。有些药物粉末吸湿后容易发生凝结、结块、溶解等现象，从而导致药物粉末的流动性下降，甚至促进化学反应而降低药物的稳定性，还有一些药物粉末吸湿后外观并没有明显的变化，但水分的增加及共存会影响药物制剂的质量，因此粉体药物的防湿对药物制剂至关重要。

药物的吸湿性与空气相对湿度有关，空气的相对湿度（relative humidity，RH）是单位体积空气内实际所含的水蒸气密度和同温度下饱和水蒸气密度的百分比（或空气中水蒸气分压与同温度下饱和空气水蒸气分压之比），是反映空气状态的重要参数。绝干空气的相对湿度为 0%，饱和空气的相对湿度为 100%，通常空气的相对湿度在 0% ~ 100%。药物在较大相对湿度的空气中容易发生吸湿（吸潮），在绝干空气中容易发生干燥（风干），当药物的吸湿与干燥达到动态平衡时，此时的含水量称平衡水分。将药物在不同相对湿度下的吸湿量（平衡水分）与相对湿度作图，可绘出药物的吸湿平衡曲线，该曲线反映了药物的吸湿特性。药物的吸湿特性根据药物的性质可分为水溶性药物吸湿特性和水不溶性药物吸湿特性。

水溶性药物粉末在相对湿度较低的环境下其平衡含水量较低，几乎不吸湿，但当空气中的相对湿度增大到一定值时，吸湿量急剧增加，吸湿量开始急剧增加时的相对湿度称为物料的临界相对湿度（critical relative humidity，CRH）。CRH 是水溶性药物固有的特征，是衡量物料吸湿性大小的重要指标，物料的 CRH 越小则越易吸湿。水溶性药物混合物的 CRH 值可根据 Elder 方程计算，即水溶性药物混合物的 CRH 约等于各成分 CRH 的乘积，与各成分的量无关。

$$CRH_{AB} = CRH_A \cdot CRH_B \qquad (7-1)$$

式中，CRH_{AB} 为 A 与 B 物质混合后的临界相对湿度，CRH_A 和 CRH_B 分别为 A 物质和 B 物质的临界相对湿度。

使用 Elder 方程的条件是各成分之间不发生相互作用。由此可知水溶性药物混合物的 CRH 值比其中任何一种药物的 CRH 值均低，更易于吸湿。为防止物料在储存和使用过程中吸湿，需要控制空气的相对湿度在物料的临界相对湿度以下。

水不溶性药物的吸湿性随着相对湿度变化而缓慢发生变化，没有临界点。由于平衡水分吸附在固体表面,相当于水分的等温吸附曲线。水不溶性药物的混合物的吸湿性具有加和性。

三、实验内容

(一)仪器与材料
1. **仪器** 电子分析天平、干燥器、恒温箱、称量瓶。
2. **材料** 果糖、葡萄糖、淀粉、微晶纤维素。

(二)实验部分

1. 水溶性物料的吸湿平衡曲线绘制

(1)取适量果糖、葡萄糖、果糖 – 葡萄糖混合物(1:2),在40℃干燥箱中干燥2 h。

(2)配制相对湿度为30%、40%、50%、60%、70%、80%、90%和100%的溶液,分别置于一系列干燥器内,于25℃恒温箱中平衡24 h以上。

(3)取适量干燥后的样品,分别放入已称量的带盖称量瓶中,轻轻平铺,使样品的厚度约为3 mm,盖好瓶盖,称量,打开瓶盖放入已调好湿度的干燥器内恒温保存24 h,使被测样品中的水分与空气相对湿度达到平衡。

(4)取出称量瓶,盖好瓶盖,精密称量,求出增加的质量,计算平衡含水量。

(5)以相对湿度为横坐标,以平衡含水量为纵坐标作图,即可得到样品的吸湿平衡曲线。

(6)在吸湿平衡曲线上,吸湿量突然上升时的相对湿度即为药物的临界相对湿度。

2. 水不溶性物料的吸湿平衡曲线绘制

(1)取适量淀粉、微晶纤维素、淀粉 – 微晶纤维素混合物(1:2),在40℃干燥箱中干燥2 h。

(2)配制相对湿度为30%、40%、50%、60%、70%、80%、90%和100%的溶液,分别置于一系列干燥器内,于25℃恒温箱中平衡24 h以上。

(3)取适量干燥后的样品,分别放入已称量的带盖称量瓶中,轻轻平铺,使样品的厚度约为3 mm,盖好瓶盖,称量,打开瓶盖放入已调好湿度的干燥器内恒温保存24 h,使被测样品中的水分与空气相对湿度达到平衡。

(4)取出称量瓶,盖好瓶盖,精密称量,求出增加的质量,计算平衡含水量。

(5)以相对湿度为横坐标、平衡含水量为纵坐标作图,即可得到样品的吸湿平衡曲线。

【操作注意】放入称量瓶的样品不宜过厚,以使物料与空气充分均匀接触,达到平衡。不同湿度以及不同物料平衡需要的时间会有差异,有时甚至需要几日,一般以在给定相对湿度下增重不变时为平衡状态。本实验恒温保持24 h的目的是简化实验。

四、实验结果与讨论

将各种物料平衡水分的测定结果记录于表 7-1 和表 7-2 中，绘制 6 种物料的吸湿平衡曲线，并计算临界相对湿度。

表 7-1　水溶性物料在不同相对湿度下平衡水分含量

相对湿度 /%	30	40	50	60	70	80	90	100
果糖								
葡萄糖								
果糖 – 葡萄糖								

表 7-2　非水溶性物料在不同相对湿度下吸湿量

相对湿度 /%	30	40	50	60	70	80	90	100
淀粉								
微晶纤维素								
淀粉 – 微晶纤维素								

五、思考题

1. 什么是相对湿度和临界相对湿度，它们的区别是什么？
2. 药物的吸湿平衡曲线在药物生产和使用过程中有哪些作用？
3. 水溶性药物和水不溶性药物的吸湿平衡曲线有什么特征？临界相对湿度各有何变化？
4. 为什么临界相对湿度是水溶性物质的固有特征？

附录

常用水溶性药物的临界相对湿度见表 7-3，不同浓度硫酸、氢氧化钠和氯化钙溶液的相对湿度见表 7-4，不同温度下盐的饱和溶液的相对湿度见表 7-5。

表 7-3　常用水溶性药物的临界相对湿度（37℃）

药物名称	CRH/%	药物名称	CRH/%
果糖	53.5	枸橼酸钠	84
溴化钠（二分子结晶水）	53.7	蔗糖	84.5
盐酸毛果芸香碱	59	甘露醇	85
重酒石酸胆碱	63	米格来宁	86

续表

药物名称	CRH/%	药物名称	CRH/%
硫代硫酸钠	65	咖啡因	86.3
尿素	69	硫酸镁	86.6
枸橼酸	70	安乃近	87
安钠咖	71	苯甲酸钠	88
维生素 C 钠	71	对氨基水杨酸	88
酒石酸	74	氨茶碱	92
溴化六烃季铵	75	烟酰胺	92.8
氯化钠	75.1	安替比林	94.8
盐酸苯海拉明	77	葡萄糖醛酸内酯	95
水杨酸钠	78	半乳糖	95.5
乌洛托品	78	维生素 C	96
葡萄糖	82	烟酸	99.5
氯化钾	82.3		

表 7-4　不同浓度硫酸、氢氧化钠和氯化钙的相对湿度（25℃）

相对湿度 /%	H_2SO_4/%	NaOH/%	$CaCl_2$/%
100	0.0	0.0	0.0
95	11.02	5.54	9.33
90	17.91	9.83	14.95
85	22.88	13.32	19.03
80	26.79	16.10	22.25
75	30.14	18.60	24.95
70	33.09	20.80	27.40
65	35.80	22.80	29.64
60	38.35	24.66	31.73
55	40.75	24.62	33.71
50	43.10	28.16	35.64
45	45.41	29.86	37.61
40	47.71	31.58	39.62
35	50.04	33.38	41.83
30	52.45	35.29	44.36
25	55.01	37.45	–

表 7-5　不同温度下盐的饱和溶液的相对湿度

盐饱和溶液	相对湿度 /%		
	25℃	37℃	40℃
$K_2Cr_2O_7$	98.00	—	—
KNO_3	92.48	91.0	—
$BaCl_2 \cdot 2H_2O$	90.19	—	—
KCl	84.26	—	81.7
KBr	80.71	81.0	79.6
NaCl	75.28	75.0	74.7
$NaNO_3$	73.79	—	71.5
$NaNO_2$	64.00	62.0	61.5
$NaBr \cdot 2H_2O$	57.00	—	52.4
$Mg(NO_3)_2 \cdot 6H_2O$	52.86	51.0	—
$LiNO_3 \cdot 3H_2O$	47.06	—	—
$K_2CO_3 \cdot 2H_2O$	42.76	41.0	—
$MgCl_2 \cdot 6H_2O$	33.00	31.0	—
$CH_3COOK \cdot 1.5H_2O$	22.45	23.0	—
$LiCl \cdot H_2O$	11.05	11.0	—

（何　宁）

𝑒 **数字资源详见　新形态教材网**

📖 拓展阅读　　🔖 思政元素　　🖥 操作视频

第二章
普通药剂学实验

作为药剂学实验的核心组成部分，普通药剂学实验涵盖液体制剂、半固体制剂、固体制剂、无菌制剂及中药制剂的制备技术。

液体制剂主要介绍溶液型、混悬型和乳剂型液体制剂的制备。通过制备这些液体制剂，将学习根据药物的理化性质选择合适的溶剂、增溶剂、乳化剂和助悬剂等，以确保药物的稳定性、溶解度和生物利用度。半固体制剂主要介绍软膏剂的制备，通过软膏剂的制备和透皮吸收实验，将学习选择合适的基质和添加剂，以及体外透皮实验操作。固体制剂如散剂、颗粒剂、片剂等在药物制剂中占有举足轻重的地位，通过制备固体制剂，将学习根据药物的性质选择合适的辅料和制备工艺，以确保药物的稳定性、剂量准确性和生物利用度。同时，也深入探讨片剂的包衣和粉末直接压片等技术。此外，也将学习膜剂、栓剂和滴丸的制备技术。无菌制剂主要介绍注射液、滴眼液等的制备。通过制备无菌制剂，将学习无菌制剂的配制过程，如何选择合适的包装材料和容器，以及如何灌装和封口等实验操作。此外，本章还将介绍流浸膏剂、中药颗粒剂和中药片剂的制备技术。通过本章的学习，能够熟练掌握药剂学的基本知识和实验技能。

实验八 溶液型液体制剂的制备

一、实验目的与要求

1. 掌握常用溶液型液体制剂的制备方法。
2. 熟悉溶液型液体制剂中附加剂的作用及正确的使用方法。
3. 了解增加药物溶解度的方法。

二、基本概念与实验原理

溶液型液体制剂系指药物以分子或离子状态分散于溶剂中制成的内服或外用的液体形态的制剂。常用的分散介质有水、乙醇、甘油、丙二醇、聚乙二醇（PEG）等。溶液型液体制剂可分为低分子溶液剂和高分子溶液剂。低分子溶液剂是指小分子药物的真溶液，包括溶液剂、芳香水剂、糖浆剂、甘油剂、酊剂、醑剂、合剂、洗剂、涂剂等；高分子溶液剂是指高分子化合物的真溶液。由于高分子的分子量大、分子尺寸大，因此，高分子溶液剂又属于胶体系统，具有胶体溶液特有的性质。

　　低分子溶液剂的制备方法主要有溶解法和稀释法。其中，溶解法最为常用。一般制备过程为：称量→溶解→混合→过滤→加分散介质至全量。高分子溶液剂的制备方法与低分子溶液剂相似，但高分子药物在溶解时，首先要经过溶胀过程。一般先将高分子药物分次撒布于水面，使其自然膨胀，然后再搅拌或加热使其最终溶解。

　　配制药物溶液时，液体药物以量取为主，单位常用 mL 或 L 表示；固体药物以称量为主，单位常用 g 或 kg 表示。以液滴计数的药物，要用标准滴管，标准滴管在 20℃时，1 mL 蒸馏水应为 20 滴，其质量范围应在 0.90 ~ 1.10 g。

　　称取复方制剂的药物时，一般按处方顺序称量药物，有时也需要变更，如麻醉药应最后称取，并需核对和登记用量。

　　量取液体药物时，量取药物后应用少量蒸馏水荡洗量具，并将洗液合并于容器中，以避免药物的损失。

　　在配制溶液时，一般先加入复合溶剂、助溶剂、增溶剂、潜溶剂、稳定剂等，再加入药物。难溶性药物先加入，易溶性药物、液体药物及挥发性药物后加入。另外，根据需要还可加入抗氧剂、甜味剂、着色剂等附加剂。酊剂加入水溶液时，速度要慢，并且应边加边搅拌，以防止酊剂中的药物析出。

　　为了加速溶解，可先将药物研细，先用 50% ~ 75% 的分散介质溶解，必要时可以搅拌或加热。但遇热不稳定的药物或溶解度下降的药物不宜采用此方法。

　　成品应进行质量检查。质量检查的项目一般包括外观、色泽、pH、含量等。质量检查合格后选用洁净容器包装，并贴上标签（内服药用白底蓝字或白底黑字标签，外用药用白底红字标签），注明用法用量。

三、实验内容

（一）仪器与材料

1. 仪器　研钵、烧杯、量筒、量杯、移液管、电子分析天平、玻璃棒、试管、纱布、漏斗、铁架台、恒温水浴锅、电炉、磁力搅拌器、pH 计。

2. 材料　对乙酰氨基酚、碘、碘化钾、胃蛋白酶（1∶3 000）、蒸馏水、硫酸亚铁、蔗糖、甜蜜素、香精、稀盐酸、PEG6000、甘油。

（二）实验部分

1. 低分子溶液剂实例

（1）对乙酰氨基酚溶液

1）处方

对乙酰氨基酚	1.2 g
PEG6000	0.3 g
甘油	22.5 mL

甜蜜素	适量
香精	适量
蒸馏水	加至 50 mL

2）制备：取 1.2 g 对乙酰氨基酚、0.3 g PEG6000、22.5 mL 甘油和适量甜蜜素于烧杯中，加蒸馏水 40 mL，于 55℃ 水浴搅拌使对乙酰氨基酚完全溶解。冷却，调溶液 pH 至 5.5，向溶液中加入适量香精，转至量杯中，加蒸馏水至 50 mL，即得。

3）质量检查：观察对乙酰氨基酚溶液的外观，测定溶液的 pH。

【用途】缓解各种原因导致的身体发热；缓解轻至中度疼痛。

【操作注意】①对乙酰氨基酚在 pH 5~7 的溶液中稳定，所以应调节溶液的 pH 至 5.5 左右。②为加快药物的溶解，配制时应适当加热，但温度不得超过 55℃，温度过高，对乙酰氨基酚易分解。

【注解】对乙酰氨基酚可用呈色反应鉴别，取少量对乙酰氨基酚溶液，加入三氯化铁溶液，显示蓝紫色。

（2）复方碘溶液

1）处方

碘	1.0 g
碘化钾	2.0 g
蒸馏水	加至 20 mL

2）制备：取 2.0 g 碘化钾于烧杯中，加蒸馏水 10 mL，搅拌使其溶解。再加入 1.0 g 碘，搅拌使其全部溶解，转至量杯中，加蒸馏水至 20 mL，即得。

3）质量检查：观察复方碘溶液的外观和性状。

【用途】地方性甲状腺肿的治疗和预防；甲亢术前准备；甲亢危象等。

【操作注意】①为使碘能迅速溶解，宜先将碘化钾加适量蒸馏水（不得少于处方量的 1/5，最适为 1/2）配制成浓溶液，然后加入碘溶解。②碘具有腐蚀性，请勿接触皮肤及黏膜。③为保持稳定，碘溶液宜保存在密闭棕色玻璃瓶中，且不得直接与木塞、橡皮塞、金属塞接触。

【注解】碘在水中溶解度小（1:2 950），加入碘化钾做助溶剂，其可与碘形成易溶于水的复合物，同时使碘稳定不易挥发，并减少其刺激性。内服复方碘溶液时，需稀释至 5~10 倍，以减少复方碘溶液对口腔黏膜的刺激性。

（3）硫酸亚铁糖浆

1）处方

硫酸亚铁	2.0 g
稀盐酸	1.5 mL
单糖浆	80 mL
香精	适量
蒸馏水	加至 100 mL

2）制备：量取蒸馏水 45 mL 于烧杯中煮沸，加入蔗糖 85 g，搅拌溶解后，继续加热

至 100℃，趁热用多层纱布过滤，继续加适量热水过滤，使滤液冷至室温时为 100 mL，搅匀，即得单糖浆。

量取蒸馏水 15 mL，加入处方量的硫酸亚铁、稀盐酸，搅拌使其溶解，溶解后过滤。滤液中加入单糖浆，搅拌均匀，加入适量香精，转至量筒，补加蒸馏水至 100 mL，混匀，即得。

3）质量检查：观察成品的外观性状，测定溶液的 pH。

【用途】用于缺铁性贫血的治疗。

【操作注意】①配制单糖浆时，蔗糖溶解后继续加热不宜太久，以免引起过多的蔗糖转化，甚至产生焦糖使糖浆呈棕色。②过滤时糖浆温度很高，注意防止烫伤。

【注解】硫酸亚铁在不同 pH 下溶解度不同，低 pH 有利于其溶解，且溶解部分主要以二价铁离子形式存在，有利于人体对铁的吸收。此外，硫酸亚铁在水中易氧化，加入稀盐酸使溶液呈酸性，能促使蔗糖转化为果糖和葡萄糖，使其具有还原性，有利于防止硫酸亚铁的氧化。此外，单糖浆有矫味作用，可以遮盖硫酸亚铁较重的咸涩味及铁腥味，使患者容易接受。

2. 高分子溶液剂实例

（1）胃蛋白酶合剂

1）处方

胃蛋白酶（1∶3 000）	2.0 g
稀盐酸	1.5 mL
甘油	20 mL
蒸馏水	加至 100 mL

2）制备

方法一：取稀盐酸与处方量 2/3 的蒸馏水混匀，将胃蛋白酶撒在液面上，静置一段时间，使其膨胀溶解，可轻搅拌。加甘油混匀，转至 100 mL 量筒，补加蒸馏水至刻度线，搅匀即得。

方法二：取胃蛋白酶加稀盐酸研磨，加蒸馏水溶解后加入甘油，转至 100 mL 量筒，补加蒸馏水至刻度线，混匀即得。

3）质量检查：测定胃蛋白酶合剂的 pH。

【用途】本品有助于消化蛋白质，常用于因食蛋白类食物过多所致消化不良、病后恢复期消化功能减退以及慢性萎缩性胃炎、胃癌、恶性贫血所致的胃蛋白酶缺乏症。

【操作注意】①胃蛋白酶极易吸潮，称取操作宜迅速。②强力搅拌对胃蛋白酶的活性和稳定性均有影响，应避免。③本品一般不宜过滤。因为胃蛋白酶等电点为 2.75～3.00，溶液的 pH 在其等电点以下时，胃蛋白酶带正电荷，而湿润的滤纸和棉花带负电荷，过滤时会吸附胃蛋白酶。如确需过滤，滤材需先用与胃蛋白酶合剂相同浓度的稀盐酸润湿，以中和滤材表面电荷，消除其对胃蛋白酶的影响。④溶液 pH 对胃蛋白酶活性影响较大，在 pH 1.5～2.5 时胃蛋白酶的活性最强。当盐酸含量超过 0.5%

时，若直接与胃蛋白酶接触就会破坏其活性，因此在配制时，需将稀盐酸稀释后充分搅匀，再添加胃蛋白酶。

【注解】处方中加入约20%的甘油有保持胃蛋白酶活性和调味的作用。

四、实验结果与讨论

1. **对乙酰氨基酚溶液**　描述成品外观性状，记录溶液的pH。
2. **复方碘溶液**　描述成品外观性状。
3. **硫酸亚铁糖浆**　描述成品外观性状，记录溶液的pH。
4. **胃蛋白酶合剂**　描述两种方法制备的成品的外观性状，记录凝乳时间，计算相应的活力，记录于表8-1中，并讨论两种制备方法的结果有何不同。

表8-1　胃蛋白酶活力测定结果

胃蛋白酶合剂	凝乳时间（s）	活力单位
方法一		
方法二		

五、思考题

1. 对乙酰氨基酚的常用鉴别方法有哪些？
2. 复方碘溶液中的碘有刺激性，服用时应如何处理？
3. 配制糖浆剂有哪些方法？各有什么特点？
4. 影响胃蛋白酶活力的因素有哪些？有何预防失活的措施？

附录

胃蛋白酶活力试验

1. **乙酸钠缓冲液**　取冰醋酸92 g、氢氧化钠43 g，分别溶于适量蒸馏水中，将两液混合，补加蒸馏水稀释至1 000 mL，此溶液pH为5.0。
2. **牛乳乙酸钠混合液**　取上述乙酸钠缓冲液适量，与等体积的鲜牛奶混合均匀，即得。此混合液室温下密闭储存，可保存2周。
3. **活力试验**　精密称取胃蛋白酶合剂0.1 mL，置于试管内，另取牛乳乙酸钠混合液5 mL，从开始加入时计时，迅速加入，混匀，将试管倾斜，注视沿管壁留下的牛乳液，至开始出现乳酪蛋白的絮状沉淀时，停止计时，记录牛乳凝固所需的时间。以上试验需在25℃进行。
4. **计算**　胃蛋白酶的活力越强，牛乳的凝固越快，即凝固牛乳液所需的时间越短。规定胃蛋白酶能使牛乳液在60 s末凝固的活力强度为1活力单位。所以，若在20 s末凝固的则为 60/20，即 3 个活力单位，最后换算为每 1 mL 试液的活力单位。

（姜虎林）

实验九　混悬型液体制剂的制备

一、实验目的与要求

1. 掌握混悬型液体制剂的常用制备方法。
2. 熟悉混悬型液体制剂中稳定剂的作用及其筛选方法。
3. 熟悉混悬型液体制剂的质量评价方法。

二、基本概念与实验原理

混悬剂（suspension）是指难溶性药物以药物细小微粒状态分散于液体分散介质中形成的非均相液体分散系统。混悬剂中药物微粒的大小一般为 0.5 ~ 10 μm，小可低至 0.1 μm，大可超过 50 μm。混悬剂属于热力学不稳定的粗分散体系，分散介质可以是水或者油，可以用于口服、局部或者注射给药。在以下情况下可以考虑将药物做成混悬剂：①药物的剂量超过药物的溶解度，同时通过常用的增溶方法难以做成溶液剂。②制成混悬液可以使药物具有缓释作用。③制成混悬状态可以提高药物的稳定性。④可以降低药物粒子的不适味道，提高适口性。由于混悬剂中的药物分散不均匀，剂量不容易控制，因此剂量小的药物或者剧毒的药物不宜制成混悬剂。

对混悬剂的质量要求是药物的化学性质应稳定，在储存期内不发生化学变化；微粒的粒径分布均匀，分散均匀；药物粒子的沉降速度缓慢，沉降后不应有结块现象，沉降后经振摇可以迅速分散均匀；混悬剂的黏度应适宜，易于倾倒且份量准确，易于涂布。

混悬剂的物理稳定性差是混悬剂的主要问题之一。混悬剂属于热力学不稳定体系，其中药物微粒分散度大因而表面自由能大，容易发生聚集。同时，混悬剂的药物粒径较大，容易在重力的作用下发生沉降，属于动力学不稳定体系。

在重力作用下混悬剂会发生沉降，药物粒子的沉降速度符合斯托克斯定律（Stoke's law）：

$$v = \frac{2r^2 \left(\rho_1 - \rho_2 \right) g}{9\eta} \tag{9-1}$$

式中，v 是粒子的沉降速度，r 是药物粒子半径，ρ_1 和 ρ_2 分别是药物粒子和分散介质的密度，g 是重力加速度，η 是分散介质的黏度。

由以上公式可以看出，如果想降低药物粒子的沉降速度，第一，可降低药物粒子的半径。第二，增加分散介质的黏度。但是黏度过大会导致倾倒困难，因此黏度增加要适度。第三，降低药物粒子和分散介质的密度差。如向介质中添加高分子助悬剂。

混悬剂由于药物颗粒分散度大，因此具有较大的总表面积、较高的表面自由能。因为体系追求能量最低原理，药物粒子具有降低表面自由能的趋势。这种变化可以用公式表示：

$$\Delta F = \sigma_{S,L}\Delta A \qquad\qquad (9-2)$$

式中，ΔF 是表面自由能的改变值，ΔA 是微粒总表面积的改变值，$\sigma_{S,L}$ 为固液界面张力。因此，混悬剂有减小微粒总表面积、凝结成块的趋势。因为微粒本身可以解离或者吸附带电离子，从而具有双电层结构。表面水化后，可以通过加入电解质，让微粒产生适当的聚集，使电位降低，减少排斥力。这一过程称为絮凝过程，加入的电解质为絮凝剂。在絮凝状态下，再加入适宜的电解质，絮凝状态又变为非絮凝状态，这一过程称为反絮凝过程，加入的电解质为反絮凝剂。絮凝剂和反絮凝剂可以是同一电解质，只是和本身的用量有关系。

综上所述，混悬剂中可以加入三种稳定剂。第一种为润湿剂，通常为表面活性剂，可以降低固液界面张力，使药物易于分散和润湿。润湿剂可以吸附在药物微粒上，排除微粒表面的空气，在微粒表面形成水化膜，产生好的分散效果。第二类是助悬剂，助悬剂可以增加分散介质的黏度从而降低微粒的沉降速率，同时可以增加微粒的亲水性。第三类是絮凝剂和反絮凝剂。絮凝剂通过降低微粒的 Zeta 电位值，使微粒发生絮凝，形成疏松的聚集体。摇匀后，混悬剂可以再次易于分散。反絮凝剂则是通过提高微粒的 Zeta 电位，使粒子间相互排斥力增强，防止发生絮凝。

混悬型液体制剂的制备方法主要有两种，一个是分散法，另一个是凝聚法。

分散法是将药物先粉碎成药物微粒，根据主药的性质分散于介质中加入适宜的稳定剂。亲水性的药物可以先干燥研磨至一定细度，之后加入蒸馏水或者含高分子稳定剂的溶液。再进行研磨时可以加 1 份药物、$0.4\sim0.6$ 份液体分散介质。遇水膨胀的药物配制一般不采用加液研磨。疏水性药物可以加润湿剂或者高分子溶液研磨，从而使药物颗粒润湿，最后加水性分散介质至足量，混匀即可。

凝聚法是通过物理或化学方法，使分子或离子状态的药物在分散介质中发生聚集，形成微粒的过程。化学凝聚法中，是将两种或以上的溶液，混合后快速搅拌，通过化学反应生成不溶性的药物微粒，形成混悬液。而物理凝聚法是通过溶剂置换的方法来制备。在以上两种方法中，溶剂置换或者搅拌的速度越剧烈，析出的沉淀越细腻。在这些情况下，可以采用加入一些润湿剂或者高分子物质来进行微粒的稳定，防止聚集。

一般混悬剂的包装上都会标注用时须摇匀。

三、实验内容

（一）仪器与材料

1. **仪器**　电子分析天平、带塞量筒、研钵、刻度试管、表面皿、玻璃滴管、玻璃棒、烧杯等。

2. **材料**　氧化锌（ZnO）、硫酸钡（$BaSO_4$）、硫酸锌（$ZnSO_4$）、硫黄、炉甘石、樟脑酯、液化酚、甘油、西黄蓍胶、羧甲基纤维素钠、聚山梨酯 80、$AlCl_3$、柠檬酸钠、蒸馏水、95% 乙醇、软肥皂等。

（二）实验部分

1. **药物亲水与疏水性质的观察**　分别将 ZnO、$BaSO_4$、硫黄、$ZnSO_4$、炉甘石、樟脑等粉末放于表面皿上，稍微压实，再分别在粉末上滴加蒸馏水，观察粉末与水接触的现象，肉眼判断接触角（θ）大小。当 $\theta < 90°$ 时，其角越小，表示润湿性越强，液体较易润湿固体，固体表面是亲水性的。当 $\theta > 90°$ 时，液体不容易润湿固体，固体表面是疏水性的。根据接触角的大小判断其亲疏水性，记录在实验报告本上。

2. 复方炉甘石洗剂的制备　比较不同稳定剂对炉甘石洗剂的稳定作用，处方见表 9-1。

表 9-1　复方炉甘石洗剂处方组成（一）

	处方			
	1	2	3	4
炉甘石（g）	3.00	3.00	3.00	3.00
ZnO（g）	1.50	1.50	1.50	1.50
液化酚（g）	0.15	0.15	0.15	0.15
甘油（g）	1.50	1.50	1.50	1.50
西黄蓍胶（g）	0.15	–	–	–
羧甲基纤维素钠（g）	–	0.15	–	–
聚山梨酯 -80（g）	–	–	0.60	–
蒸馏水（mL）	加至 50.0	加至 50.0	加至 50.0	加至 50.0

稳定剂的制备：称取西黄蓍胶 0.15 g，加入几滴 95% 乙醇润湿，加适量蒸馏水于研钵中，研磨制成 0.75%（m/V）的胶浆；称取羧甲基纤维素钠 0.15 g，加 20 mL 蒸馏水，加热溶解制成胶浆；称取聚山梨酯 80 配成 10%（m/V）溶液备用。

称取过 100 目筛的炉甘石、ZnO 于研钵中，按处方量加入相应的稳定剂或者蒸馏水进行研磨，直至呈糊状。之后加入液化酚和甘油研匀。最后加入适当的蒸馏水至足量，后再研磨充分至均匀，即得到了 1~4 号处方，其中 4 号为对照组。

将上述 1~4 号处方倒入有刻度的具塞量筒或试管中，盖好管口，振摇相同次数后，放置 0~120 min，记录各时间点的沉降高度。H_0 为初始高度，H 为沉降一定时间后沉降物的最终高度。计算沉降体积比：$F = H/H_0$，记录于实验记录本上。

最后，将放置 120 min 的试管进行倒置翻转，记录至沉降物完全再分散后的再分散翻转次数。

【操作注意】研磨或翻转等操作，需要保持用力一致，避免人为操作带来的误差。试管和量筒尽量用一致规格，注意观察试管中沉降物的形态和大小。

3. 絮凝剂与反絮凝剂对混悬剂再分散性的影响　按处方（表 9-2）称取过 100 目筛的炉甘石、ZnO 于研钵中，按处方量加入相应的稳定剂或者蒸馏水进行研磨，直至呈糊状。加入液化酚和甘油研匀，之后加入 AlCl₃ 或者柠檬酸钠，最后加入蒸馏水至足量，后再研磨充分至均匀，即得到了 1~3 号处方，其中 3 号为对照组。

检查外观、沉降体积比、沉降物形状和再分散性。比较絮凝剂和反絮凝剂对再分散性的影响。

表 9-2　复方炉甘石洗剂处方组成（二）

	处方		
	1	2	3
炉甘石（g）	3.00	3.00	3.00
ZnO（g）	1.50	1.50	1.50
液化酚（g）	0.15	0.15	0.15
甘油（g）	1.50	1.50	1.50
$AlCl_3$（g）	0.036	–	–
柠檬酸钠（g）	–	0.15	–
蒸馏水（mL）	加至 50.0	加至 50.0	加至 50.0

4. 复方硫黄洗剂的制备

（1）处方：硫黄 3.0 g，$ZnSO_4$ 3.0 g，樟脑醑 25.0 mL，稳定剂，加蒸馏水至 100 mL。

（2）制备

1）稳定剂的筛选：称取硫黄于研钵中，按处方（表 9-3）加入蒸馏水、甘油与 95% 乙醇、软肥皂和蒸馏水、聚山梨酯 80 和适量蒸馏水后，研磨，分别加入蒸馏水，边加边研磨，直至足量。倒入试管中后，振摇静置，观察现象，比较稳定剂的作用。

表 9-3　稳定剂的筛选

	编号			
	1	2	3	4
硫黄（g）	0.20	0.20	0.20	0.20
95% 乙醇（mL）	–	2.00	–	–
甘油（g）	–	1.00	–	–
软肥皂（g）	–	–	0.02	–
聚山梨酯 80（g）	–	–	–	0.03
蒸馏水（mL）	加至 10.0	加至 10.0	加至 10.0	加至 10.0

2）复方硫黄洗剂的制备：根据上述的实验结果，拟定配方，制成复方硫黄洗剂。取硫黄于研钵中，加入稳定剂充分研磨，将 $ZnSO_4$ 溶于 25 mL 水中并缓慢加入研钵中；缓慢加入樟脑醑并迅速研磨，最后加入蒸馏水至足量，研匀即得。

【操作注意】在比较不同润湿剂的时候，注意采用相同的方法，观察疏水性药物加入润湿剂的现象。樟脑醑是樟脑的乙醇溶液，应该以细流缓缓加入，迅速搅拌，让樟脑不要析出为大颗粒。

四、实验结果与讨论

1. **观察与分析** 观察蒸馏水滴到药物粉末上的现象，分析药物的亲疏水性。

2. **沉降体积与沉降时间的关系** 制备复方炉甘石洗剂，比较不同稳定剂的作用，结果填于表 9-4。

表 9-4 沉降体积比与沉降时间的关系

| 沉降时间 /min | F | | | |
| | 处方号 | | | |
	1	2	3	4
0				
15				
30				
60				
90				
120				

记录各个时间点的沉降物的最终高度（H），计算沉降体积比（F），$F = H/H_0$。以 F 为纵坐标，时间为横坐标，绘制复方炉甘石洗剂的沉降曲线。记录各个处方的再分散翻转次数。

记录不同稳定剂对复方硫黄洗剂的稳定性作用。制订复方硫黄洗剂的制备工艺，选择合适的稳定剂，制成稳定的复方硫黄洗剂处方。

五、思考题

1. 如何判断药物的亲疏水性？
2. 简述药物疏水性和难溶性的定义。
3. 实验中加入絮凝剂和反絮凝剂的作用是什么？
4. 复方硫黄洗剂还可以加入什么稳定剂？

（杜广盛）

实验十 乳剂型液体制剂的制备

一、实验目的与要求

1. 掌握乳剂型液体制剂的一般制备方法。

2. 掌握乳剂类型的鉴别方法。
3. 了解影响乳剂稳定性的因素。

二、基本概念与实验原理

乳剂（或称乳浊液）是两种互不相溶的液体，其中一种液体以小液滴状态分散在另一种液体中，形成的非均相液体分散体系，可分为水包油（O/W）型或油包水（W/O）型。被分散的液体称为分散相、内相或不连续相，另一相称为分散介质、外相或连续相。乳剂的分散相液滴直径一般在 0.1～100 μm。由于表面积大，表面自由能大，因而具有热力学不稳定性，故处方中除分散相和分散介质外，还必须加入能降低油水界面张力的乳化剂，通过外力搅拌制得比较稳定的乳剂。乳剂类型的鉴别常采用稀释法和染色镜检法。

乳剂的制备方法有油中乳化剂法、水中乳化剂法、新生皂法、机械法。小量制备多在研钵中进行，大量制备可选用搅拌器、乳匀机、胶体磨等器械。

油中乳化剂法，又称干胶法。先将乳化剂（胶）分散于油相中研匀，然后加入水相迅速研磨制成初乳，再加水稀释至全量。水中乳化剂法，又称湿胶法，先将乳化剂（胶粉）分散于适量水中研匀，然后分次加入油相，用力研磨制成初乳，再加水稀释至全量。初乳中油、水、胶的比例为：油相为植物油时 4:2:1，油相为挥发油时 2:2:1，油相为液体石蜡时 3:2:1。

根据药物的溶解性质不同，采用不同的加入方法。油溶性药物应先溶于油相再制成乳剂；水溶性药物应先溶于水后再制成乳剂；若药物既不溶于油相也不溶于水相，可用亲和性大的液相研磨药物，再将其制成乳剂，也可将药物先用已制成的少量乳剂研细，再与剩余乳剂混合均匀。

三、实验内容

（一）仪器与材料

1. 仪器　研钵、具塞刻度试管、烧杯、量筒、电子分析天平、显微镜、载玻片。

2. 材料　液体石蜡、阿拉伯胶、西黄蓍胶、鱼肝油乳剂、氢氧化钙、尼泊金乙酯、蒸馏水、香精、1% 糖精钠溶液、花生油、乙醇、苏丹红、亚甲蓝。

（二）实验部分

1. 液体石蜡乳的制备

（1）处方

液体石蜡	12 mL
阿拉伯胶	4 g
5% 尼泊金乙酯醇溶液	0.1 mL
蒸馏水	加至 30 mL

（2）制备

1）干胶法：将处方量阿拉伯胶粉置干燥研钵中，加入液体石蜡 12 mL，研匀，加蒸馏水 8 mL，迅速沿一个方向研磨，直至产生"噼啪"声，形成稠厚的乳状液，即成初乳。将初乳分次转移至量筒中，加尼泊金乙酯醇溶液（将尼泊金乙酯 0.05 g 溶于 1 mL 乙醇溶液中，即得尼泊金乙酯醇溶液）。补加蒸馏水至全量，搅拌均匀，即得。

2）湿胶法：取蒸馏水约 8 mL 置研钵中，加入处方量阿拉伯胶粉研匀成胶浆后，分次加入 12 mL 液体石蜡，边加边研磨，直至产生"噼啪"声，形成稠厚的初乳，加入 5% 尼泊金乙酯醇溶液，分次转移至量筒中，补加蒸馏水至全量，搅拌均匀，即得。

（3）质量检查：观察液体石蜡乳的外观、颜色。

【用途】润滑性轻泻剂。用于治疗便秘，特别适用于高血压、动脉瘤、疝气、痔及手术后便秘者。

【操作注意】①制备初乳时，干法应选用干燥乳钵。油相与胶粉充分研匀后应严格按液体石蜡、水、胶约为 3∶2∶1 的比例一次加水（添加的水量不足或加水过慢时，易形成 W/O 型初乳，此时再研磨稀释也难以转变成 O/W 型，形成后亦极易破裂。若在初乳中添加水量过多，因外相水液的黏度较低，不能把油很好地分散成油滴，制成的乳剂也不稳定并容易破裂），迅速沿同一方向研磨。②湿胶法制备初乳时，油相应分次加入水相中（少量多次，每次加入并研匀后再加下一次），否则也不易形成 O/W 型乳剂，或形成后也不稳定。在制备初乳时加水量不可过多，过多则外相水液的黏度较低，不利于油分散成油滴，制备的乳剂不稳定，易破裂。湿胶法所用的胶浆（胶∶水为 1∶2）应提前配好，备用。必须待初乳形成后，再加水稀释。③研磨时应注意方向一致，由研钵体内部向外，再由外向内。其间不能改变研磨方向，也不宜间断研磨。

【注解】本品以阿拉伯胶为乳化剂，故为 O/W 型乳剂，必须在初乳制成后加水稀释。

2. 鱼肝油乳剂的制备

（1）处方

鱼肝油	12.5 mL
阿拉伯胶细粉	3.1 g
西黄蓍胶细粉	0.4 g
1% 糖精钠溶液	0.25 mL
香精	适量
5% 尼泊金乙酯醇溶液	0.05 mL
蒸馏水	加至 50 mL

（2）制备：将阿拉伯胶粉与鱼肝油共置于干燥研钵内，研匀后，一次性加入 6.3 mL 蒸馏水，迅速不断用力沿同一方向研磨，直至产生特别的"噼啪"声，即成初乳。加入 1% 糖精钠溶液、香精、5% 尼泊金乙酯醇溶液，再缓缓加入西黄蓍胶胶浆，最后加蒸馏水至 50 mL，研匀即得。（西黄蓍胶胶浆的配制：取西黄蓍胶 0.4 g 置干燥的乳钵中，加乙醇 1 mL，研匀，加蒸馏水 10 mL，研磨均匀。）

（3）质量检查：观察鱼肝油乳的外观和性状。

【用途】用于维生素 A、维生素 D 缺乏症。

【操作注意】阿拉伯胶乳化能力较弱，常与西黄蓍胶合用；西黄蓍胶可形成 O/W 型乳剂，与阿拉伯胶合用可以增加乳剂的黏度，从而避免分层，混合比例应为西黄蓍胶 1 份，阿拉伯胶 8～16 份。

【注解】鱼肝油既是药物又是油相；阿拉伯胶为 O/W 型乳化剂。采用干胶法进行乳化，较易形成乳滴细小的乳剂。西黄蓍胶胶浆为辅助乳化剂，可增加水相的黏度，有利于乳剂的稳定。糖精钠为矫味剂。尼泊金乙酯为防腐剂，因其在水中溶解度较小，故用少量乙醇配成醇溶液加入。

3. 石灰搽剂的制备

（1）处方

氢氧化钙溶液	10 mL
花生油	10 mL

（2）制备：取氢氧化钙 0.3 g，加冷蒸馏水 100 mL，剧烈振摇，放置 1 小时后取上层澄清液，即得氢氧化钙饱和水溶液。取该溶液与花生油置 50 mL 具塞刻度试管中，加盖用力振摇至乳剂形成即得。

（3）质量检查：观察成品的外观性状。

【用途】具有收敛、保护、润滑、止痛等作用，用于烧伤、烫伤的治疗。

【操作注意】实验中所用氢氧化钙溶液应为饱和溶液。

【注解】本法系采用新生皂法制备乳剂。氢氧化钙与花生油中所含的少量游离脂肪酸经皂化反应形成钙皂后，作为乳化剂生成 W/O 型乳剂。其他常见的植物油如菜籽油、芝麻油等均可代替花生油。实际应用中花生油用前应以干热法灭菌。

4. 乳剂类型的鉴别

（1）稀释法：取试管 3 支，分别加入液体石蜡乳、鱼肝油乳剂、石灰搽剂各 1 滴，再加入蒸馏水约 5 mL，振摇、翻转数次，观察混合情况，并据此判断乳剂类型。

（2）染色镜检法：将液体石蜡乳、鱼肝油乳剂、石灰搽剂分别涂在载玻片上，分别用油溶性染料苏丹红和水溶性染料亚甲蓝染色，在显微镜下观察并判断乳剂类型。

四、实验结果与讨论

1. **液状石蜡乳**　描述成品外观性状。
2. **鱼肝油乳剂**　描述成品外观性状。
3. **石灰搽剂**　描述成品外观性状。
4. **乳剂类型的鉴别**　将乳剂稀释情况和染色情况记录于表 10-1 中，并判断乳剂的类型。

表 10-1　乳剂类型的鉴别结果

乳剂名称	稀释情况	内相染色情况	外相染色情况	乳剂类型
液体石蜡乳				
鱼肝油乳剂				
石灰搽剂				

五、思考题

1. 根据哪些条件来判断乳剂的类型？
2. 影响乳剂稳定性的因素有哪些？
3. 石灰搽剂的乳化剂是什么？属何种类型的乳剂？

（张海红）

实验十一　软膏剂的制备

一、实验目的与要求

1. 掌握不同类型软膏基质的制备方法。
2. 根据药物和基质的性质，熟悉药物的加入方法。
3. 了解软膏剂的质量评价方法。

二、基本概念与实验原理

软膏剂系指药物与油脂性或水溶性基质混合制成的均匀的半固体外用制剂。软膏剂既可以起局部治疗作用，也可以使药物透过皮肤吸收进入体循环，产生全身治疗的效果。

软膏剂主要由药物和基质组成。基质是软膏剂的重要组成部分，基质不仅是软膏剂的赋形剂，同时也是药物载体，对软膏剂的质量及药物疗效有很大影响，如直接影响药物的释放及在皮肤内的扩散、流变性质、外观等。常用的软膏基质根据其组成可分为 3 类：①油脂性基质：此类基质包括烃类、类脂及动植物油脂。其中除植物油和蜂蜡加热熔合制成的单软膏和凡士林可单独用作软膏基质外，大多数应混合使用。例如，液体石蜡、羊毛脂等多用于调节软膏稠度，以得到适宜稠度的软膏基质。②水溶性基质：此类基质一般为天然或人工合成的水溶性高分子化合物，如甘油 – 明胶、纤维素衍生物、聚乙二醇及卡波姆等。水溶性基质溶于水，能吸收组织渗出液，一般释药快、无油腻感，易涂展、洗除，多用于湿润、糜烂创面。③乳剂型基质：由半固体或固体油溶性成分、水溶性成分和乳化剂制备而成。常用的乳化剂有肥皂类、高级脂肪醇与脂肪醇硫酸酯类、多元醇酯类，如三乙醇胺皂、十二烷基硫酸钠（月桂醇硫酸钠）、聚山梨酯 –80 等。通过使用不同的乳化剂，可制得 O/W 型和 W/O 型软膏基质。用乳剂型基质制备的软膏剂也称乳膏剂。

软膏剂中除含有药物与基质外，常需要添加一些附加剂，主要有抗氧剂、防腐剂、保湿剂、透皮吸收促进剂等。软膏剂可根据药物与基质的性质不同，采用熔和法、研和法和乳化法制备。①熔和法：油脂性基质大量制备时，常采用熔和法。本法适用于软膏中含有的基质熔点较高，在常温下不能混合均匀者。在熔融操作时，采用蒸发皿或蒸汽夹层锅进行，一般先将熔点较高的基质熔化，再加熔点低的基质，最后分次加入液体成分和药物，以避免低熔点基质受热分解。在熔融和冷凝过程中，均应不断搅拌，使成品均匀光滑，并通过胶体磨或研磨机进一步混匀，使软膏均匀、细腻、无颗粒感。但在成软膏后应立即停止搅拌，避免带入过多气泡。制备过程中还应注意冷却速度不能过快，以防基质中高熔点组分呈块状析出。②研和法：基质为油脂性的半固体，且药物不溶于基质时，可直接采用研和法。一般在常温下，将药物研细过筛后，先用少量基质研匀，然后等量递加其余基质至全量，研磨均匀。此法适用于少量制备，药物对温度敏感，且在常温下通过研磨即可混匀等情况。用软膏刀在陶瓷或玻璃的软膏板上调制，也可在乳钵中研制或用机器研磨。③乳化法：乳剂型软膏基质采用乳化法制备，即将油溶性成分加热至 70 ~ 80℃使熔化（必要时用筛网滤除杂质）；另将水溶性成分溶于水中，加热至较油性成分相同或略高的温度，将水相缓慢加入油相中，边加边搅拌至冷凝，即得。制备软膏剂所用的固体药物，除在基质的某一组分中溶解或共熔外，应预先用适当方法制成细粉。

软膏剂的质量评价中，除应检查其熔点、酸碱度、黏度、稳定性和刺激性外，其释药性能也是重要的检查项目。一般情况下，水溶性基质和乳剂型基质中药物的释放较快，烃类基质中药物的释放最差。因此，利用不同基质处方和制备工艺条件，可得到不同释药特性的软膏剂。软膏剂中药物释放的测定，可通过凝胶扩散法和离体皮肤法进行。

三、实验内容

（一）仪器与材料

1. **仪器**　电子分析天平、恒温水浴锅、玻璃棒、烧杯、研钵、量筒、蒸发皿、容量瓶、移液管。

2. **材料**　尿素、凡士林、甘油、蜂蜡、植物油、液体石蜡、固体石蜡、无水羊毛脂、卡波姆 940、苯甲酸钠、醋酸地塞米松、单硬脂酸甘油酯、丙二醇、尼泊金甲酯、樟脑、薄荷脑、硬脂酸、硬脂醇、三乙醇胺、尼泊金乙酯、月桂醇硫酸钠、十一烯酸、氧化锌、羧甲基纤维素钠、尼泊金丙酯、酮康唑、平平加 A-20、无水亚硫酸钠、丙酸氯倍他索、白凡士林、聚山梨酯 -80、司盘 -80、二甲基亚砜、2,6- 二叔丁基对甲酚、蒸馏水。

（二）实验部分

1. **基质的制备**

（1）油脂性基质的制备

1）处方

植物油　　　　　　　　　　　　6.7 g

| 蜂蜡 | 6.6 g |

2）制备：称取处方量蜂蜡于蒸发皿，置于水浴中加热，熔化后，缓缓加入植物油，用玻璃棒搅拌均匀，自水浴上取下，不断搅拌至冷凝，即得。

【注解】加入植物油后应不断搅拌，再从水浴上取下搅拌至冷凝，否则容易分层，混合不匀。

（2）水溶性基质的制备

1）处方

卡波姆 940	0.75 g
甘油	25.0 g
蒸馏水	19.0 mL
1% 苯甲酸钠水溶液	1.0 mL
15% 三乙醇胺水溶液	5.0 mL

2）制备：①称取卡波姆 940，在玻璃棒搅拌下缓慢加入甘油中，充分搅拌至卡波姆 940 全部散开；②加入处方量蒸馏水，搅拌均匀后，加入 15% 三乙醇胺水溶液，搅拌均匀，再加入 1% 苯甲酸钠水溶液，搅拌均匀，即得。

【注解】①将卡波姆 940 分散在甘油中时，应注意分散均匀，不宜成团或有白色颗粒；② 15% 三乙醇胺水溶液的配制：称取三乙醇胺 3 g，加蒸馏水稀释至 20 mL 即得；③ 1% 苯甲酸钠水溶液的配制：称取苯甲酸钠 0.1 g 至 10 mL 容量瓶内，用蒸馏水溶解并稀释至刻度，摇匀即得。

（3）O/W 型乳剂基质的制备

1）处方

硬脂醇	1.8 g
白凡士林	2.0 g
液体石蜡	1.3 mL
月桂醇硫酸钠	0.2 g
尼泊金乙酯	0.02 g
甘油	1.0 g
蒸馏水	适量

2）制备：①取油相成分（硬脂醇、白凡士林和液体石蜡）于蒸发皿中，置水浴上加热至 70～80℃使其熔化；②取水相成分（月桂醇硫酸钠、尼泊金乙酯、甘油和蒸馏水）于蒸发皿（或小烧杯）中加热至 70～80℃；③在搅拌下将水相成分以细流状加入油相成分中，在水浴上继续保持恒温并搅拌几分钟，然后在室温下继续搅拌至冷凝，即得。

【注解】基质制备时需要加热到 70～80℃，此时一般的水相和油相均能熔化成液态，有利于水相和油相之间的混合均匀。

（4）W/O 型乳剂基质的制备

1）处方

单硬脂酸甘油酯	6.0 g
白凡士林	2.0 g
司盘 –80	0.8 g
蜂蜡	2.0 g
液体石蜡	10.0 g
固体石蜡	2.0 g
尼泊金乙酯	0.04 g
聚山梨酯 –80	0.4 g
蒸馏水	适量

2）制备：取油相成分（单硬脂酸甘油酯、白凡士林、蜂蜡、液体石蜡、固体石蜡、司盘 –80）于蒸发皿，水浴加热至 80℃，使其熔化；取水相成分（聚山梨酯 –80、尼泊金乙酯、蒸馏水）于烧杯，加热至 80℃，搅拌下将水相缓缓加入油相，恒温搅拌几分钟，在室温下搅拌至冷凝，即得。

【注解】制备过程中温度控制十分重要。

2. 含药软膏剂的制备

（1）尿素软膏的制备

1）处方

尿素	2.5 g
蜂蜡	1.0 g
甘油	5.0 g
无水羊毛脂	2.5 g
凡士林	加至 25.0 g

2）制备：①取蜂蜡、无水羊毛脂及凡士林，在水浴中加热熔化，过滤；②另取尿素溶于甘油，缓慢加入冷至 50℃的基质中，搅拌混合，即得。

【用途】本品用于治疗鱼鳞癣、皲裂性湿疹等的治疗。

【注解】①尿素是一种无毒、无刺激性、不致敏的物质，能增加角质层的水合作用，使皮肤柔软，并具有抗菌止痒作用，可治疗牛皮癣的瘙痒，30%～40% 尿素是强烈的角质溶解剂；②尿素用油脂性基质比 W/O 型乳膏基质效果好，特别是对深度裂口患者。且乳膏基质中含水，会影响尿素的稳定性，尿素水溶液在加热时易被破坏而放出氨气。

（2）复方十一烯酸锌软膏的制备

1）处方

十一烯酸	10.8 g
氧化锌	1.8 g
甘油	15.0 g
羧甲基纤维素钠	1.2 g

蒸馏水　　　　　　　　　　　　21.0 mL

2）制备：将氧化锌加入 12 mL 热水（40℃）中混悬，称取处方量十一烯酸及甘油置于容器内，加热至 40℃，不断搅拌下加入氧化锌混悬液，继续加热待氧化锌完全反应生成十一烯酸锌（107~110℃），将温度降至 104℃，在搅拌下缓慢加入剩余的羧甲基纤维素钠和热水（90℃），搅拌冷却至 50~60℃，即得。

【用途】本品用于手癣、足癣、体癣及股癣的治疗。

【注解】①本品主要成分为反应生成的十一烯酸锌和过量的十一烯酸（5%）；②反应温度应控制在 107~110℃。温度过高，十一烯酸易挥发，温度过低则十一烯酸锌易成块；③反应完毕加热水时，速度宜慢，并应不断搅拌，否则易析出块状十一烯酸锌。

（3）复方醋酸地塞米松乳膏的制备

1）处方

醋酸地塞米松	0.075 g
樟脑	1.0 g
薄荷脑	1.0 g
硬脂酸	4.5 g
单硬脂酸甘油酯	2.25 g
硬脂醇	5.0 g
液体石蜡	2.75 g
甘油	1.25 g
丙二醇	1.0 g
三乙醇胺	0.375 g
尼泊金甲酯	0.05 g
尼泊金丙酯	0.05 g
蒸馏水	适量

2）制备：①将处方中单硬脂酸甘油酯、硬脂酸、液体石蜡、硬脂醇在恒温水浴锅中（80℃）熔化为油相，备用；②将三乙醇胺、甘油、尼泊金甲酯、尼泊金丙酯、蒸馏水加热至 80℃作为水相，然后将水相缓缓倒入油相中，边加边搅拌，再将用丙二醇溶解的醋酸地塞米松加入上述混合液中，搅拌冷却至 50℃时加入研磨共熔的樟脑和薄荷脑中，继续搅拌混匀，即得。

【用途】用于局限性瘙痒症、神经性皮炎、接触性皮炎、脂溢性皮炎等的治疗。

【注解】①本品为 O/W 型乳膏，硬脂酸部分与三乙醇胺反应生成一价皂作为 O/W 乳化剂；②醋酸地塞米松为难溶性药物，因此，用丙二醇将其溶解后加入基质中；③樟脑和薄荷脑研磨可共熔，为防止樟脑、薄荷脑过热挥发，应待基质温度降至 50℃再加入。

（4）复方酮康唑乳膏的制备

1）处方

酮康唑	1.0 g

丙酸氯倍他索	0.05 g
单硬脂酸甘油酯	8.0 g
白凡士林	15 g
液体石蜡	33 mL
司盘 -80	805.0 g
平平加 A-20	1.0 g
二甲基亚砜	5.0 mL
尼泊金乙酯	1.0 g
2,6- 二叔丁基对甲酚	1.0 g
无水亚硫酸钠	0.15 g
甘油	5.0 mL
蒸馏水	适量

2）制备：①取酮康唑、丙酸氯倍他索水浴加热溶于二甲基亚砜中，备用；②取单硬脂酸甘油酯、白凡士林、液体石蜡、司盘 -80、2,6- 二叔丁基对甲酚水浴加热熔化，控制温度在 70～80℃，作为油相。取平平加 A-20、尼泊金乙酯、无水亚硫酸钠、甘油、蒸馏水加热至 70～80℃，作为水相；③将油相缓缓加入水相中，边加边搅拌乳化，待温度降至 60℃左右时加入酮康唑和丙酸氯倍他索的二甲基亚砜溶液，搅拌至冷凝即得。

【用途】抑制皮肤真菌、酵母菌等微生物的生长和繁殖。

【注解】①本品为 W/O 型乳膏，司盘 -80 和平平加 A-20 作为 W/O 型乳化剂；②酮康唑、丙酸氯倍他索为主药成分，酮康唑具有抗真菌作用，丙酸氯倍他索为肾上腺皮质激素，协助酮康唑进行治疗，并减轻其不良反应，二者皆不溶于水，将其溶于二甲基亚砜再加入基质中，有利于主药均匀分散，也有利于基质中药物的释放和穿透；③无水亚硫酸钠为水溶性抗氧剂，2,6- 二叔丁基对甲酚为油溶性抗氧剂，尼泊金乙酯为防腐剂，甘油起保湿作用。

四、实验结果与讨论

将制得的 4 类软膏基质和 4 种含药软膏剂涂布在皮肤上，评价是否细腻，比较 4 类软膏基质和 4 种含药软膏剂的黏稠性与涂布性，讨论 4 类软膏基质和 4 种含药软膏剂中各组分的作用。

五、思考题

1. 软膏剂常用的基质有哪些？基质对于软膏剂的质量有哪些影响？
2. 制备乳剂型软膏剂的操作要点有哪些？
3. 简述 O/W 型和 W/O 型基质的区别。常用的乳化剂有哪些类型？
4. 软膏剂的质量应从哪几方面进行评价？

（邢　磊）

实验十二　软膏剂的透皮吸收实验

一、实验目的与要求

1. 掌握药物透皮吸收实验的方法。
2. 熟悉药物透皮吸收实验中数据的处理方法。
3. 了解药物透皮吸收实验中所用皮肤的处理方法。

二、基本概念与实验原理

经皮递药系统（transdermal drug delivery system，TDDS）是指药物以一定的速率透过皮肤经毛细血管吸收进入体循环的一类制剂。皮肤递药制剂分为局部作用的传统制剂和现代经皮递药系统。局部作用的传统制剂包括软膏剂、乳膏剂、糊剂、凝胶剂、涂膜剂、硬膏剂、巴布剂、涂剂、气雾剂等，而现代经皮递药系统一般为贴剂。

体外经皮透过性研究的目的是预测药物的经皮吸收特性，揭示经皮吸收的影响因素，为处方设计、选择经皮吸收促进剂等提供依据。

体外经皮吸收实验一般采用扩散池法，根据不同的研究需求选用不同的装置，扩散池由供给池和接收池组成；分为水平和立式两种（图12-1、图12-2），水平扩散池主要用于药物溶液的经皮透过的基本性质研究，而立式主要用于贴剂、软膏剂、凝胶剂等制剂的体外透过性研究。接收池应有很好的搅拌扩散池装置，避免在皮肤表面存在扩散边界层，一般采用星形搅拌子和磁力搅拌。

在体外实验条件下，如果置于皮肤表面的药物浓度很高，而接收介质中的药物浓度很低，即可满足漏槽条件，即接收池中的药物浓度远远小于给药池中的药物浓度。如果以 t 时刻药物通过皮肤的累积量 M 对时间作图，则在达到稳态后可以得到一条直线，直

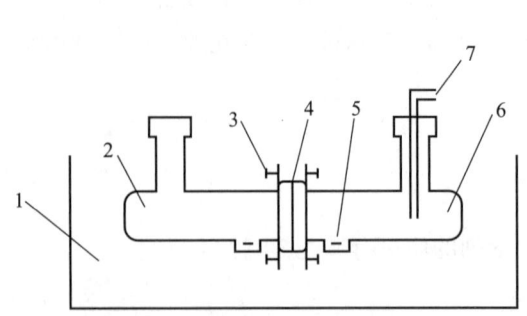

图12-1　经皮渗透实验的水平扩散池
1.水浴；2.给药池；3.固定螺钉；4.皮肤膜；
5.磁力搅拌子；6.接收池；7.取样管

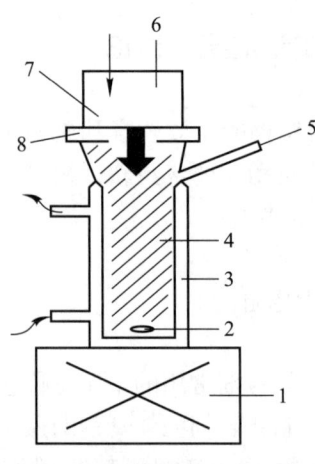

图12-2　经皮渗透实验的立式扩散池
1.磁力搅拌器；2.搅拌子；3.恒温水浴层；4.接收池；5.取样口；6.大气；7.给药池；8.皮肤膜

线的斜率为药物的稳态流量（稳态经皮吸收速度）。直线部分反向延长线与时间轴的交点处的时间为滞后时间（简称时滞 T_L）。

可以将皮肤看作简单的膜，用 Fick 扩散定律分析药物在皮肤内的渗透行为，药物的稳态流量 J 与皮肤中的药物浓度梯度成正比，可以用式（12-1）表示：

$$J = \frac{dM}{Adt} = \frac{DK}{h}(c_0 - c_t) \tag{12-1}$$

式中，A 为药物的有效扩散面积；D 为药物在皮肤中的扩散系数；K 为药物在皮肤 / 介质中的分配系数；h 为药物在皮肤中的扩散路径；c_0 为给药池中药物的浓度；c_t 为 t 时刻接收池中药物的浓度。

如果接收池中的药物浓度远远小于给药池中的药物浓度，即 $c_0 \gg c_t$，式（12-1）则可以改写为：

$$J = \frac{dM}{Adt} = \frac{DK}{h}c_0 \tag{12-2}$$

对于特定的皮肤和介质来说，D、K 和 h 均为常数，令 $\frac{DK}{h} = P$，P 称为渗透系数。式（12-2）可写为：

$$J = Pc_0 \tag{12-3}$$

渗透系数是扩散阻力的倒数，单位为 cm/s 或 cm/h，其大小由皮肤与药物的性质决定，即由 D、K 和 h 所决定，而与药物浓度无关，P 值大，表示药物容易透过皮肤。根据求得的稳态流量、给药池中药物的浓度和有效扩散面积，可以求出药物经皮渗透系数。

时滞（T_L）可用式（12-4）表示：

$$T_L = \frac{h^2}{6D} \tag{12-4}$$

经皮渗透实验所用的皮肤除人皮肤外，还常用一些动物如猴、乳猪、裸鼠、豚鼠和大鼠等的皮肤。尽量使用新鲜的皮肤，未使用的皮肤一般真空封闭包装后在 -70℃下保存，且最好在 1 个月内使用。实验装置可以是单室、双室或流通扩散池。接收液应有适宜的 pH 和一定的渗透压，常用的接收液有生理盐水、等渗磷酸盐缓冲液等。对于一些脂溶性强的药物，如油水分配系数大于 1 000 的药物，由于它们在水中的溶解度小，为了满足漏槽条件，接收液中需加入醇类和非离子型表面活性剂等，其中 20% ~ 40% 聚乙二醇 400 生理盐水较为常用。接收液中的气泡会影响药物透过，因此接收液预先需要脱气处理，且需控制实验的温度。

三、实验内容

（一）仪器与材料
1. **仪器**　蒸发皿、研钵、立式扩散池、注射器、试管、容量瓶、手术剪、滤纸、电动剃须刀、镊子、紫外 - 可见分光光度计、微孔滤膜、电子分析天平等。
2. **材料**　水杨酸、生理盐水、硫酸铁铵、盐酸、蒸馏水及各种软膏基质等。
3. **动物**　SD 雄性大鼠，体重 150 ~ 200 g。

（二）实验部分

1. 水杨酸标准曲线的绘制

（1）硫酸铁铵显色剂的配制：取 8.0 g 硫酸铁铵溶于 100 mL 蒸馏水中，移取该溶液 2 mL，加 1 mol/L HCl 溶液 1 mL，加蒸馏水至 100 mL，摇匀，即得（现配现用）。

（2）标准曲线的制备：精密称取水杨酸对照品 10 mg，置于 100 mL 容量瓶中，加入蒸馏水溶解，定容配制成 100 μg/mL 的标准储备液，再取该标准储备液稀释成浓度分别为 10 μg/mL、20 μg/mL、40 μg/mL、80 μg/mL 和 100 μg/mL 的标准溶液。分别精密量取以上 5 种不同浓度的标准溶液 5 mL，加入硫酸铁铵显色剂 1 mL；以蒸馏水 5 mL 加硫酸铁铵显色剂 1 mL 作为空白对照，于 530 nm 波长处测定吸光度。以吸光度（A）为纵坐标，水杨酸浓度（c）为横坐标，进行线性回归分析，得到标准曲线方程。

2. 5% 水杨酸软膏的制备

（1）处方

水杨酸	0.5 g
基质	9.5 g

（2）制备

1）4 种软膏基质的制备：油脂性基质、水溶性基质、O/W 型乳剂基质、W/O 型基质制备，基质制备方法见实验十一。

2）水杨酸油脂性软膏剂的制备：称取水杨酸粉末 0.5 g 置于研钵中，分次加入油脂性基质 9.5 g，研匀，即得。

3）水杨酸水溶性软膏剂的制备：称取水杨酸粉末 0.5 g 置于研钵中，分次加入水溶性基质 9.5 g，研匀，即得。

4）水杨酸 O/W 乳剂型软膏剂的制备：称取水杨酸粉末 0.5 g 置于研钵中，分次加入 O/W 型乳剂基质 9.5 g，研匀，即得。

5）水杨酸 W/O 乳剂型软膏剂的制备：称取水杨酸粉末 0.5 g 置于研钵中，分次加入 W/O 型乳剂基质 9.5 g，研匀，即得。

（3）质量检查：外观性状、主药含量测定、粒度、装量、微生物限度。

【注解】①水杨酸需先粉碎过 100 目筛；②水杨酸鉴别反应：取本品约 2.0 g，加蒸馏水 10 mL，微热，振摇，放冷，分取水溶液，加入三氯化铁试液 1 滴，即显紫堇色；③用于烧伤或严重创伤的软膏剂应按照无菌检查法检查，应符合无菌规定。

3. 水杨酸软膏透皮吸收实验

（1）离体皮肤的制备：取体重为 150～200 g 的雄性 SD 大鼠，麻醉，用电动剃须刀剃去腹部的毛。处死大鼠，剥离去毛部位的皮肤，去除皮下组织，用生理盐水冲洗干净，置于生理盐水中浸洗 30 min，取出，用滤纸吸干，备用。

（2）透皮吸收实验：将处理好的鼠皮置于立式扩散池的两个半池之间，角质层面向给药池，真皮层面向接收池，用夹子固定好。接收池中加入小搅拌子，加满生理盐水，仔细排尽气泡；给药池加入约 2.0 g 的水杨酸软膏。夹层水浴通 32℃ 的循环水。在持续搅拌下，于 0.5 h、1.0 h、1.5 h、2.0 h、3.0 h、4.0 h、5.0 h、6.0 h 从接收池取样（为方便操作，全部取出），并立即补加等体积的生理盐水。取出的接收液经 0.45 μm 微孔滤膜过滤，弃去初滤液，取续滤液用于测量水杨酸的浓度。

（3）水杨酸浓度的测定：取过滤后的接收液 5 mL，加入硫酸铁铵显色剂 1 mL，混匀，于 530 nm 波长处测定吸光度（A），根据标准曲线回归方程计算水杨酸浓度。

【操作注意】①配制水杨酸标准液时，由于水杨酸在水中不易溶解，可以通过超声分散或略微加热等手段加快其溶解速度，待药物完全溶解后，冷却至室温，再定容。②动物处死后，应立即剥离皮肤，剥离皮肤的皮下组织时应注意不要割破皮肤。③每次抽取接收液后应立即补加新的接收介质，并排尽与皮肤接触界面的气泡。④测定接收液水杨酸浓度时，如溶液浑浊则需过滤。

四、实验结果与讨论

1. 标准曲线的绘制　将测得的各浓度水杨酸标准液的吸光度值填入表 12-1 中，求出标准曲线回归方程以及相关系数。

表 12-1　水杨酸标准液的吸光度值

浓度（c）/（$\mu g \cdot mL^{-1}$）	10	20	40	80	100
吸光度（A）					
回归方程					
相关系数					

2. 水杨酸软膏剂　描述成品外观性状。

3. 累积渗透量计算　进行累积渗透量计算并将结果列表表示。

水杨酸浓度的校正，校正公式：

$$c'_n = c_n + \frac{V}{V_0} \sum_{i=1}^{n-1} c_i \qquad (12\text{-}5)$$

式中，c'_n 为校正浓度，c_n 为第 n 个时间点的测得浓度，V 为取样体积，V_0 为接收池中接收液的体积。

则：

$$M = \frac{c'_n V_0}{A} \qquad (12\text{-}6)$$

式中，M 为累积渗透量（$\mu g/cm^2$），A 为有效扩散面积。

4. 经皮累积渗透曲线的绘制　以累积渗透量（M）为纵坐标，时间（t）为横坐标，绘制水杨酸经皮累积渗透曲线。曲线尾部的直线部分外推与横坐标相交，求得时滞（T_L）。

5. 渗透速度与渗透系数的计算　将渗透曲线尾端直线部分的 M-t 数据进行线性回归分析，求得直线斜率即为渗透速度 J [$\mu g/(cm^2 \cdot h)$]。将渗透速度除以给药池的药物浓度，求得渗透系数 P（cm/h）。

6. 水杨酸渗透速度的计算　计算水杨酸软膏经皮渗透速度，比较不同基质对水杨酸渗透速度的影响（表 12-2）。

表 12-2　水杨酸软膏经皮渗透速度

类别	水杨酸油脂性软膏剂	水杨酸水溶性软膏剂	水杨酸 O/W 乳剂型软膏剂	水杨酸 W/O 乳剂型软膏剂
渗透速度 J				

五、思考题

1. 影响药物透皮渗透速度和渗透系数的因素有哪些？
2. 不同动物的皮肤结构有什么不同？对经皮渗透实验的影响有哪些？
3. 体外测定透皮渗透速度的意义有哪些？

（彭新生）

实验十三　膜剂的制备

一、实验目的与要求

1. 掌握匀浆制膜法制备膜剂的操作流程及注意事项。
2. 熟悉常用成膜材料和辅料的性质和作用。
3. 了解膜剂的质量要求和检查项目。

二、基本概念与实验原理

1. 概述　膜剂是指原料药物溶解并均匀分散在适宜的成膜材料中经加工制成的薄膜状制剂。可供口服、腔道使用或外用。

（1）膜剂的分类

1）按剂型特点，膜剂可分为：①单层膜剂，由一种成膜材料制成的单一膜层制剂。②多层膜剂（复合膜剂），由两种或两种以上不同成膜材料制成的多层膜制剂。③夹心膜剂（多为缓释或控释膜剂），将药物包裹在两层膜之间形成药芯的膜剂。其中，制成多层膜剂或夹心膜剂可以减少药物之间的相互作用，避免配伍禁忌。

2）按给药途径，膜剂可分为：①口服膜剂，通过吞服、舌下或口含给药方式的膜剂。②腔道膜剂，包括阴道给药、子宫给药、口腔给药。③外用膜剂，皮肤贴片、创伤给药等。

3）其他：根据原料药物的特性，膜剂还可以分为水溶性膜剂和水不溶性膜剂。水不溶性药物常可制成缓释剂型。

（2）膜剂的制备方法：主要有三种制备方法。

1）匀浆制膜法：将成膜材料溶于适当的溶剂中，制成溶浆，再加入药物溶液（水溶性药物）或细粉（水不溶性药物）和辅料，充分搅拌混合成药浆，然后脱去气泡，再进行涂膜、干燥灭菌，根据主药含量计算单剂量膜的面积并剪成单剂量的小块，质检，分包装即可完成。

2）热塑制膜法：将药物细粉与成膜材料混合，然后热压成膜；或者在热熔的成膜材料中加入药物细粉，混合均匀，冷却后成膜。

3）复合制膜法：以水不溶性的热塑性成膜材料为具有凹槽的外膜，即作为一个装载药物容器，和一个盖子，封口用。另外再将水溶性成膜材料用匀浆制膜法制成含药的药浆，然后可直接定量浇铸或脱膜后放入凹槽中，再盖上盖子，热封即可完成。此法制成的膜剂具有缓释效果，一般作为长期治疗的半衰期短的药物的膜剂制作方法。

2. 成膜材料　想要保证膜剂的质量，理想的成膜材料应该具备以下条件：①具有良好的成膜、脱膜性能，成膜后的强度和韧性适中。②无毒性、无刺激性，具有生理惰性，不与药物发生理化作用。③性质稳定，不会干扰含量或质量测定。④除了特殊要求，一般应具有良好水溶性，能降解、吸收和排泄。⑤价廉易得，方便大规模生产应用。

膜剂中常用的成膜材料主要包括以下两类。

（1）天然高分子材料：明胶、虫胶、淀粉、纤维素类、阿拉伯胶、糊精、琼脂、海藻酸及其盐等。此类成膜材料多为可降解易溶解的，但成膜和脱膜性能较差，常与合成高分子材料合用，增加其成膜和脱膜性能。

（2）合成高分子材料：常为丙烯类和乙烯类高分子聚合物，主要为聚乙烯醇（PVA）、纤维素衍生物、乙烯 – 乙酸乙烯共聚物（EVA）、聚乙烯吡咯烷酮（PVP）及丙烯酸树脂类等。其中，最常用的成膜材料是PVA。

国内多采用的PVA有05–88和17–88两种规格，其主要区别为聚合度大小。PVA05聚合度为500，水溶性较大，柔韧性较差；PVA17聚合度为1 700，水溶性相对小，柔韧性好。可以看出，聚合度高，溶解度小。"88"表示两者醇解度均为88% ± 2%，两者可单一或混合使用。其溶解过程需经过湿润、渗透、溶胀和溶解过程，浸泡溶胀应该充分，否则溶解不完全。

3. 其他辅料　膜剂中除了主药和成膜材料外，一般还含有其他辅料，以提高产品的质量。主要辅料为：①增塑剂，主要为甘油、乙二醇、丙二醇和山梨醇等，用于增加成膜材料的可塑性和柔软性，改善膜的弹性。②着色剂，常用食用色素，赋予膜剂特定的颜色，掩盖瑕疵。③遮光剂，二氧化钛可遮盖和反射光线，提高膜的遮光性能。④甜味剂，如蔗糖、甜菊苷等，可改善口感和气味。⑤填充剂，如碳酸钙、淀粉、二氧化硅等，可增加膜的厚度和硬度，提高膜的物理强度。⑥表面活性剂，聚山梨酯 –80、十二烷基硫酸钠等，用于改善膜剂的润湿性能和表面张力，使膜更容易贴敷和黏合。不管是辅料或成膜材料，都要根据主药理化特点选择合适材料。

三、实验内容

（一）仪器与材料

1. 仪器　烧杯、恒温水浴锅、刮板、电子分析天平、紫外 – 可见分光光度计、烘箱、80目筛网、玻璃板等。

2. 材料　液体石蜡、氢溴酸东莨菪碱、PVA 05–88、PVA 17–88、甘油、乙醇、硫酸、蒸馏水等。

（二）实验部分

1. 氢溴酸东莨菪碱膜剂的制备

（1）处方

氢溴酸东莨菪碱	1 g
PVA 05–88	5.6 g
PVA 17–88	5.6 g
甘油	0.6 g
蒸馏水	30 mL

（2）制备

1）PVA 前处理：根据处方准确称取 PVA，用 85% 乙醇浸泡过夜，过滤，沥干，重复两次，确保 PVA 充分润湿，60℃烘干，备用。

2）将提前处理好的 PVA 加入蒸馏水中，充分搅拌后放置，让其浸泡溶胀。完成后，再置于 90℃水浴加热使之溶解，趁热经 80 目筛网过滤，取滤液，放冷。

3）往冷滤液中加入氢溴酸东莨菪碱和甘油，充分搅拌使之溶解，静置或者放入超声池内进行除气泡，制成药浆备用。

4）用少许液体石蜡均匀涂抹在玻璃板上，除去多余量，使玻璃板保持平整光洁。根据玻璃板的大小，控制用量，再把制备好的药浆缓慢倒在玻璃板上，避免出现气泡和断裂。用刮板处理成 0.3 mm 厚度的薄膜，放入 80℃烘箱烘干。

5）待薄膜完全烘干后，脱膜，切成 0.5 cm × 2.0 cm 大小的膜片，即得含药量约 0.5 mg/ 片的药膜。

6）根据上述方法，制备不含主药（氢溴酸东莨菪碱）的空白膜，以作质量检查用。

（3）质量检查

1）外观性状：根据《中国药典》（2020 年版）四部通则 0125 对膜剂的外观要求，进行检查对比。膜剂外观应完整光洁、厚度一致、色泽均匀、无明显气泡。多剂量的膜剂，分格压痕应均匀清晰，并能按压痕撕开。

2）含量测定：取药膜 50 cm² （含氢溴酸东莨菪碱约 50 mg），置于 50 mL 容量瓶中，加入 30 mL 硫酸溶液（0.05 mol/L）溶解，继续加入至刻度线，摇匀，记为样品液 S 备用。再取一块相同面积大小的空白膜，同样方法，制得空白液 B 备用。采用紫外 – 可见分光光度法，在 257 nm 处测定样品液的吸光度。氢溴酸东莨菪碱吸收系数按 14 计算其含量。

3）质量差异：取药膜 20 片，精密称定总质量，求得平均质量，再分别精密称定每一片的质量，每片质量与平均质量进行比较，按表 13–1 中的规定 [《中国药典》（2020 年版）四部通则 0125]，超出质量差异限度的不得多于 2 片，并不得有 1 片超出限度的 1 倍。

表 13–1　膜剂的质量差异限度

平均质量	质量差异限度
0.02 g 及 0.02 g 以下	± 15%
0.02 g 以上至 0.20 g	± 10%
0.20 g 以上	± 7.5%

【用途】治疗晕动病。氢溴酸东莨菪碱是一种化学成分。晕动病是人体对运动状态的错误认知，导致身体出现一系列不适症状。由于该药是 M 受体阻断药，可以抑制腺体分泌，所以能缓解晕动病引起的身体不适，如呕吐、头晕等。

【操作注意】①PVA 可先浸泡过夜，膨胀后于 90～100℃水浴使其溶解。应注意 PVA 胶液溶胀时水分的蒸发，以免使胶液黏度增大。②玻璃板可用铬酸清洁液处理，洗净后自然晾干，有利于药膜的脱模。③应除尽气泡后涂膜，以免影响药膜的外观质量。

四、实验结果与讨论

1. **观察**　观察氢溴酸东莨菪碱的成膜性质、外观。
2. **质量检查**　将氢溴酸东莨菪碱膜剂质量检查结果填入表 13-2 中。

表 13-2　氢溴酸东莨菪碱膜剂的质量检查结果

检查项目	检查结果
含量（标示量%）	
质量差异	

注：凡进行含量均匀度检查的膜剂，一般不再进行质量差异检查

五、思考题

1. 制备膜剂的方法有哪些？在制备膜剂时的操作要点有哪些？
2. 采用哪些方法可以除去胶浆中的气泡？
3. 水不溶性原料药加入成膜材料前需要进行怎样的前处理？

（彭新生）

实验十四　栓剂的制备

一、实验目的与要求

1. 掌握热熔法制备栓剂的工艺及操作要点。
2. 掌握置换价测定方法及应用。
3. 熟悉栓剂基质的分类及应用。
4. 了解栓剂的质量评价。

二、基本概念与实验原理

栓剂系指原料药物与适宜基质等制成的供腔道给药的固体制剂。根据施药腔道不同，可分为直肠栓、阴道栓、尿道栓、鼻用栓和耳用栓等。按作用范围，可分为全身作用的栓剂和局部作用的栓剂。按释药速率，可分为普通栓剂、中空栓剂、双层栓剂、微囊栓剂、渗透泵栓剂、缓释栓剂等。

栓剂主要由药物与基质组成。栓剂中的药物可以是固体药物，也可以是液体药物。药物可溶于基质中，也可混悬于基质中。药物是栓剂的核心成分，应首先了解药物的理化性质，再根据药理作用和用药目的选择合适的栓剂类型。基质是栓剂的重要组成部分，不仅赋以药物成型，还能影响药物局部或全身作用的程度。好的基质应在制成产品后储存时理化性质稳定，还应与药物相容，取得最佳的释药行为。常用的栓剂基质主要有油脂性基质和水溶性基质两大类。油脂性基质主要有可可脂、半合成或全合成脂肪酸甘油酯；水溶性基质主要有甘油明胶、聚乙二醇（PEG）、聚氧乙烯（40）单硬脂酸酯类等。此外，在栓剂制备过程中，为了保证药物的吸收、制品的成型和质量、外观的美化和储存的便利性等，在栓剂处方中，可根据不同目的适当加入一些赋形剂，如硬化剂、增稠剂、乳化剂、抗氧剂、吸收促进剂、防腐剂等。

栓剂的制备方法有搓捏法、冷压法和热熔法。搓捏法适合油脂性基质的小量制备；冷压法适合大量生产油脂性基质栓剂；热熔法适合油脂性基质和水溶性基质栓剂的制备。①搓捏法：本法系指取药物的细粉置于乳钵中，加入约等量的基质搓成粉末研匀后，缓缓加入剩余的基质制成均匀的可塑性团块，必要时可加入适量的植物油或羊毛脂以增加可塑性。再置于瓷板上，用手隔纸搓擦，轻轻加压转动滚成圆柱体并按需要量分割成若干等份，搓捏成适宜的形状。此法适用于小量临时制备。所得制品的外形往往不一致，不够美观。②冷压法：本法系将药物与基质的粉末置于冷却的容器内混合均匀，然后手工搓捏成形或装入制栓模型机内压成一定形状的栓剂。通过机压模型制成的栓剂较美观。冷压法可避免加热对主药或基质稳定性的影响，不溶性药物也不会在基质中沉降，但生产效率不高，成品中往往夹带空气而不易控制栓重，主要用于油脂性基质的栓剂制备。③热熔法：本法系将计算好的基质粉末用水浴或蒸汽浴加热熔化，温度不宜过高，然后按药物性质以不同方法加入，混合均匀，倾入冷却并涂有润滑剂的模型中至稍溢出模口为度。放冷，待完全凝固后，削去溢出部分，开模取出。为了使栓剂冷却成型后易于从栓模中推出，模孔内侧应涂润滑剂，对水溶性基质涂油溶性润滑剂，如液体石蜡；对油溶性基质涂水溶性润滑剂，如软皂、甘油各 1 份及 90% 乙醇 5 份的混合液。

为了确定基质用量以保证栓剂剂量的准确，需测定药物的置换价（f）。置换价是主药的质量与同体积基质的质量比值。即 $f=$ 药物密度 / 基质密度。当基质和药物的密度未知时，可用下列公式计算：

$$f = \frac{W}{G-(M-W)} \tag{14-1}$$

式中，W 为每粒含药栓剂中主药的质量，G 为每粒纯基质栓剂的质量，M 为每粒含药栓剂的质量。

根据求得的置换价，计算出每粒栓剂中应加的基质质量（E）为：

$$E = G - \frac{W}{f} \tag{14-2}$$

栓剂的质量评定包括如下内容：主药含量、外形、质量差异、融变时限、释放度及微生物限度等，其中缓释栓剂应进行释放度检查，不再进行融变时限检查。

三、实验内容

（一）仪器与材料

1. 仪器 蒸发皿、烧杯、恒温水浴锅、研钵、电热套、玻璃棒、栓模分析天平。

2. 材料 阿司匹林、半合成脂肪酸酯、醋酸氯己定、聚山梨酯-80、冰片、乙醇、明胶、硬脂酸、氢氧化钠、克霉唑、液体石蜡、PEG4000、PEG400、甘油、聚维酮碘、聚氧乙烯（40）单硬脂酸酯（S-40）、枸橼酸、碳酸氢钠、$CaCl_2$、蒸馏水。

（二）实验部分

1. 置换价的测定 以阿司匹林为模型药物，用半合成脂肪酸酯为基质，进行置换价测定。

（1）纯基质栓的制备

1）处方：半合成脂肪酸酯，10 g。

2）制备：①称取半合成脂肪酸酯 10 g 置蒸发皿中，水浴上加热，待 2/3 基质熔化时停止加热，搅拌使全熔；②待基质呈稍黏稠状态时，灌入已涂有润滑剂的栓剂模型内；③冷却凝固后，削去模口上溢出部分，脱模，得到完整的纯基质栓数枚，称量，并计算每枚纯基质的平均质量为 G（g）。

（2）含药栓的制备

1）处方：阿司匹林 3 g，半合成脂肪酸酯 6 g。

2）制备：①称取半合成脂肪酸酯 6 g 置蒸发皿中，于水浴上加热，待 2/3 基质熔化时停止加热，搅拌使全熔；②称取研细的阿司匹林粉末（过 100 目筛）3 g，分次加至熔融的半合成脂肪酸酯中，不断搅拌使药物均匀分散；③待呈黏稠状态时，灌入已涂有润滑剂的模型内，冷却凝固后削去模口上溢出部分，脱模，得到完整的含药栓数枚，称量，并计算每枚平均质量 M（g），含药量 $W = M \times X\%$，$X\%$ 为药物百分含量；④置换价的计算：将上述得到的 G、M、W 代入式（14-1），可求得阿司匹林的半合成脂肪酸酯的置换价。

【注解】①半合成脂肪酸酯为油溶性基质，随着温度升高，其体积增大，灌模时应注意混合物的温度，温度太高，冷却后栓剂易发生中空和顶端凹陷。另外，若药物混杂在基质中，灌模温度太高则药物易沉降，影响含量均匀度。灌模温度太低，难以一次性完成灌模，故最好在熔融的含药基质具有一定黏稠度时灌模，灌至模口稍有溢出为度，且要一次完成灌模。灌好的模型应置适宜的温度下冷却一定时间，若冷却的温度过高或冷却时间短，常会发生黏模。相反，冷却温度过低或时间过长，则又可产生栓剂破碎。②为了保证所测得置换价的准确性，制备纯基质栓和含药栓时应采用同一模具。

2. 醋酸氯己定栓的制备

（1）处方

醋酸氯己定（100目）	0.2 g
聚山梨酯 -80	1.0 g
冰片	0.04 g
乙醇	2 mL
甘油	7.2 g
明胶	9.0 g
蒸馏水	20 mL
	共制 2 枚

（2）制备

1）称取明胶，置称量的干燥的蒸发器中（连同使用的玻璃棒一起称量），加入约 20 g 的蒸馏水浸泡，使明胶溶胀，于水浴上加热得明胶溶液。

2）再加入甘油，轻轻搅拌使之混匀，继续加热搅拌，使水分蒸发，使内容物质量达 18 ~ 20 g 为止。

3）另取醋酸氯己定与聚山梨酯 -80 混匀，将冰片溶于乙醇中，在搅拌下与醋酸氯己定混合均匀。

4）将醋酸氯己定混合液加入甘油明胶溶液中，混匀。

5）趁热灌入已涂有润滑剂（液体石蜡）的栓模内，经冷却凝固后削去模口溢出部分，脱模，即得。

【用途】 醋酸氯己定栓是一种外用栓剂，在妇科中应用非常广泛，主要用于治疗女性生殖系统炎症。

【注解】 ①甘油、明胶、水三者按一定的比例组成，其比例不同，可得到不同硬度的透明基质。实验过程中需要按处方量控制水分，以保证栓剂的硬度适中；②甘油明胶具有弹性，在体温时不熔融，但能缓缓溶于体液并释放药物，其溶解速度与甘油、明胶、水的比例有关。

3. 甘油栓的制备

（1）处方

甘油	10 g
硬脂酸	0.8 g
氢氧化钠	0.12 g
蒸馏水	1.4 g
	共制 4 枚

（2）制备：往蒸馏水中加入氢氧化钠搅拌溶解，再加入甘油混合均匀，在水浴上加热至 100℃，缓缓加入研细的硬脂酸，不断搅拌，在 85 ~ 95℃下保温，直至溶液澄清，趁热灌入涂有润滑剂的模型内，冷却凝固后削去模口溢出部分，脱模，即得。

【用途】 甘油栓为缓泻药，可润滑并刺激肠壁，软化大便，用于治疗便秘。

【注解】①制备时避免温度过高，搅拌不宜太快，否则会引起气泡，使成品浑浊不澄明；②有些处方中，硬脂酸与氢氧化钠发生皂化反应会形成硬脂酸钠。

4. 克霉唑栓的制备

（1）处方

克霉唑	1.5 g
PEG400	12 g
PEG4000	12 g
液体石蜡	适量

（2）制备：将 PEG400、PEG4000 置于蒸发皿内，在水浴 65℃中加热熔融后，加入克霉唑细粉，搅拌直至完全溶解，并迅速倒入涂有润滑剂（液体石蜡）的栓模中，冷却凝固后削去模口溢出部分，脱模，即得。

【用途】克霉唑栓是经阴道给药的抗真菌药物，可用于真菌性阴道炎。

【操作注意】PEG 为水溶性基质，在体液中不熔化，但能缓缓溶解于体液并释放药物。

5. 聚维酮碘泡腾栓的制备

（1）处方

聚维酮碘	1.0 g
聚氧乙烯单硬脂酸酯（S-40）	17.5 g
枸橼酸（干燥）	1.0 g
碳酸氢钠（干燥）	1.25 g
	共制 4 枚

（2）制备：①将已干燥的枸橼酸和碳酸氢钠分别研细，过 100 目筛备用；②将 S-40 加热熔融，用无水 $CaCl_2$ 脱水后，滤除 $CaCl_2$ 用电热套保温（约 50℃）使 S-40 处于熔融状态；③在搅拌下加入聚维酮碘细粉和枸橼酸、碳酸氢钠，混合均匀；④趁热倾入鸭嘴形栓模中，经冷却凝固后削去模口溢出部分，脱模，即得。

【用途】常用于念珠菌性阴道炎、细菌性阴道炎以及混合性阴道炎的治疗。

【操作注意】①泡腾栓剂的基质熔融时用电热套加热，以防水浴时水蒸气的带入。②枸橼酸和碳酸氢钠为泡腾剂，使用时一定为干燥状态，临用前可将枸橼酸在 105℃干燥 1 h，碳酸氢钠干燥 2 h。③泡腾栓的优点是用药后可产生大量泡沫，从而增加药物与阴道和宫颈黏膜的接触，并使药物能渗入黏膜皱襞深部，充分发挥治疗作用。④融变时限检查过程中需要加挡板。

（3）质量检查：外观、重量、重量差异、融变时限，并按泡腾栓发泡实验检查起泡时间、最大发泡量及持续时间。

四、实验结果与讨论

1. 栓剂质量检查　将实验结果记录于表 14-1 和表 14-2 中，并评价其质量。

表 14-1　各种栓剂的质量检查结果

品名	评价指标			
	外观（外表、内部）	重量 /g	重量差异限度（合格否）	融变时限 /min
阿司匹林栓				
醋酸氯己定栓				
甘油栓				
克霉唑栓				
聚维酮碘泡腾栓				

表 14-2　聚维酮碘泡腾栓的发泡结果

检查内容	起泡开始时间 /s	最大发泡量 /mL	泡沫持续时间 /min
聚维酮碘泡腾栓			

2. 比较与讨论　比较 5 种栓剂所用的基质类型，讨论栓剂基质选择时应考虑的因素。

五、思考题

1. 热熔法制备阿司匹林栓应注意什么问题？
2. 什么情况下需计算置换价？
3. 为什么栓剂要测定融变时限？
4. 影响栓剂吸收的因素有哪些？
5. 栓剂常用的附加剂包括哪几类？其对栓剂的制备有什么影响？

附录

1. 栓剂重量差异检查　取栓剂 10 粒，精密称定总重量，求得每粒平均重量后，再分别精密称定各粒的重量，每粒重量与平均值相比较，超出重量差异限度的药粒不得多于 1 粒，并不得超出限度 1 倍。凡规定检查含量均匀度的栓剂，一般不再进行重量差异检查。栓剂的重量差异限度见表 14-3。

表 14-3　栓剂的重量差异限度

平均重量	重量差异限度
1.0 g 以下至 1.0 g	± 10 %
1.0 g 以上至 3.0 g	± 7.5 %
3.0 g 以上	± 5 %

2. 栓剂融变时限检查　取栓剂 3 粒，在室温放置 1 h，按照《中国药典》（2020 年版）融变时限检查法（通则 0922）检查，应符合规定。脂肪性基质的栓剂 3 粒均应在 30 min 内全部融化、软化或触压时无硬心。水溶性基质的栓剂 3 粒应在 60 min 内全部溶解。如有 1 粒不合格，应另取 3 粒复试，均应符合规定。

3. 泡腾栓发泡实验　取 25 mL 具塞刻度试管（内径 1.5 cm）10 支，向各管精密加水 2 mL，置 37℃ ±1℃水浴中 5 min 后，各管中分别投入栓剂 1 枚，密塞，观察起泡时间、最大发泡量、起泡持续时间。

（邢　磊）

实验十五　滴丸的制备

一、实验目的与要求

1. 掌握滴丸中基质与冷凝液选择的原则。
2. 掌握滴制法制备滴丸的操作工艺。
3. 了解滴丸的制备原理。

二、基本概念与实验原理

滴丸是一种通过将原料药物与适宜的基质加热熔融混匀，然后滴入不相混溶、互不作用的冷凝介质中制成球形或类球形的药物制剂，是固体分散技术的一种应用形式。近年来，随着各种基质和固体分散技术的应用，滴丸制作技术及品种数迅速发展，主要包括速效、高效滴丸，缓释、控释滴丸，肠溶滴丸，外用滴丸，包衣滴丸和药液固化用滴丸。滴丸剂在生产和使用方面具有生产效率高、操作简单、工艺易于控制、质量稳定、剂量准确、药物生物利用度高等特点。

滴丸的基质是指滴丸中除主药以外所有的赋形剂，基质与滴丸的形成、溶出度、稳定性等均有密切关系。滴丸的基质包括水溶性基质和非水溶性基质，水溶性基质有聚乙二醇类（如 PEG6000、PEG4000 等）、聚氧乙烯单硬脂酸酯、硬脂酸钠、甘油、明胶等；非水溶性基质有硬脂酸、单硬脂酸甘油酯、虫蜡、氢化植物油等。滴丸的冷凝介质必须安全无害，且与原料药物不发生作用。冷凝液分为两类，一是水性冷凝液，主要为水或不同浓度的乙醇溶液，适用于非水溶性基质的滴丸；二是油性冷凝液，常用的有液体石蜡、二甲基硅油、植物油、汽油或他们的混合物等，适用于水溶性基质的滴丸。

滴丸的制备采用滴制法，常用设备为滴丸机。制备过程主要包括将基质和药物熔融均匀分散后，滴制并冷却，随后经历洗丸、干燥、选丸步骤，进行质量检查后包装即可。在滴丸的制备过程中，需要根据滴丸与冷凝液密度的差异选择不同的滴制设备，由下向上滴用于滴丸密度小于冷凝液者，由上向下滴用于滴丸密度大于冷凝液者。

三、实验内容

（一）仪器与材料

1. 仪器　超纯水制备仪、电子分析天平、粉碎机、滴丸机、圆底烧瓶、恒温水浴锅。

2. 材料　丹参、三七、冰片、聚乙二醇 6000、聚乙二醇 4000、穿心莲内酯、液体石蜡、乙醇、二甲基硅油、蒸馏水等。

（二）实验部分

1. 复方丹参滴丸的制备

（1）处方

丹参	90 g
三七	17.6 g
冰片	1 g

（2）制备：将冰片研细备用，取丹参、三七加水煎煮，将煎液过滤，滤液浓缩，加入乙醇，静置使其沉淀，取上清液，回收乙醇，药物浓缩成稠膏，备用。取聚乙二醇适量，加热使熔融，加入上述稠膏和冰片细粉，混匀，滴入冷却的液体石蜡中，制成滴丸或包薄膜衣，即得。

（3）质量检查

1）外观：呈球状，大小均匀，色泽一致，表面无冷凝介质黏附。

2）重量差异：滴丸重量差异限度应符合《中国药典》（2020 年版）四部通则 0108 丸剂项下规定。每丸重量与平均值相比较，超出重量差异限度的丸剂不得多于 2 丸，并不得有 1 丸超出限度 1 倍。

3）装量差异：滴丸装量差异限度应符合《中国药典》（2020 年版）四部通则 0108 丸剂项下规定。超出装量差异限度的不得多于 2 袋（瓶），并不得有 1 袋（瓶）超出限度 1 倍。

4）装量：装量以质量标示的多剂量包装丸剂，按照《中国药典》（2020 年版）最低装量检查法（通则 0942）检查，应符合规定。以丸数标示的多剂量包装丸剂，不检查装量。

5）溶散时限：溶散时限一般要求为普通滴丸 30 min，包衣滴丸 1 h。

6）微生物限度：应符合规定。

【用途】活血化瘀，理气止痛。用于气滞血瘀所致的胸痹，症见胸闷、心前区刺痛；冠心病、心绞痛见上述症状者。

【操作注意】①制备滴丸前须检查滴速控制的稳定性、滴制液压的恒定性等影响滴丸重量均一性的因素。②滴制过程中可以通过调节滴管口径等调节丸重，通过调节冷凝液的成分调节滴丸的圆整度和成形性等。③滴制过程中应保持原料药和基质的熔融液恒温。

【注解】①滴丸的成形与基质种类、含药量、冷凝介质以及冷却温度等多种因素有关。液滴密度与冷凝液密度相差过大，沉降速度过快，则难以得到球形滴丸。冷却距离不足或冷却温度偏高，易使滴丸不能充分固化而互相黏连。含药量过高，会在滴丸冷却成形或储放后出现表面析晶现象。②根据药物的性质与使用、储藏的要求，滴丸可包糖衣或薄膜衣，也可以使用混合基质。必要时，薄膜衣包衣滴丸应检查残留溶剂。

2. 穿心莲内酯滴丸的制备

（1）处方

穿心莲内酯	10 g
聚乙二醇 6000	30 g
聚乙二醇 4000	30 g

（2）制备：取等量的聚乙二醇 6000、聚乙二醇 4000，混合均匀，在 80～90℃水浴上加热熔融，加入穿心莲内酯，搅拌混匀，使其分散溶解。将熔融液滴入冷凝介质二甲基硅油中，滴制成丸，包薄膜衣，装袋，即得。

（3）质量检查

1）外观：呈球状，大小均匀，色泽一致，表面无冷凝介质黏附。

2）重量差异：滴丸重量差异限度应符合《中国药典》（2020 年版）四部通则 0108 丸剂项下规定。每丸重量与平均值相比较，超出重量差异限度的丸剂不得多于 2 丸，并不得有 1 丸超出限度 1 倍。

3）装量差异：滴丸装量差异限度应符合《中国药典》（2020 年版）四部通则 0108 丸剂项下规定。超出装量差异限度的不得多于 2 袋（瓶），并不得有 1 袋（瓶）超出限度 1 倍。

4）装量：装量以质量标示的多剂量包装丸剂，按照《中国药典》（2020 年版）最低装量检查法（通则 0942）检查，应符合规定。以丸数标示的多剂量包装丸剂，不检查装量。

5）溶出度：按照《中国药典》（2020 年版）溶出度与释放度测定法（通则 0931 第二法）测定穿心莲内酯滴丸溶出度，计算溶出量，限度为标示量的 75%，应符合规定。

6）微生物限度：应符合规定。

【用途】清热解毒，抗菌消炎。用于上呼吸道感染、细菌性痢疾。

【操作注意】①制备滴丸前须检查滴速控制的稳定性、滴制液压的恒定性等影响滴丸质量均一性的因素。②滴制过程中可以通过调节滴管口径等调节丸重，通过调节冷凝液的成分调节滴丸的圆整度和成形性等。③滴制过程中应保持原料药和基质的熔融液恒温。

【注解】①滴丸的成形与基质种类、含药量、冷凝介质以及冷却温度等多种因素有关。液滴密度与冷凝液密度相差过大，沉降速度过快，则难以得到球形滴丸。冷却距离不足或冷却温度偏高，易使滴丸不能充分固化而互相黏连。含药量过高，会在滴丸冷却成形或储放后出现表面析晶现象。②根据药物的性质与使用、储藏的要求，滴丸可包糖衣或薄膜衣，也可以使用混合基质。必要时，薄膜衣包衣滴丸应检查残留溶剂。

四、实验结果与讨论

1. 丹参滴丸外观为棕色的滴丸，或为薄膜衣滴丸，除去包衣后显黄棕色至棕色，气香，味微苦。

2. 穿心莲内酯滴丸外观为黄色的包衣滴丸，除去包衣后显类白色，味苦。

3. 描述滴丸的外观、圆整度，测定溶液的 pH。

4. 记录滴丸的重量差异限度的数据与结果，计算滴丸的收得率。

5. 记录滴丸与原药物分别溶解完全所需的时间，说明滴丸已形成固体分散体。

五、思考题

1. 滴丸若要达到高效、速效要求，应如何选择滴丸的基质？

2. 滴丸的制备方法有哪些？各有何特点？如何选用这些方法？

3. 滴丸在应用上有何特点？

4. 影响滴丸的成形、形状与质量的因素有哪些？在实际操作中是如何控制的？

附录

1. **溶出度** 溶出度是指在规定的条件下，活性药物从片剂、胶囊剂或颗粒剂等常规制剂中释放出来的速率和程度。在缓释制剂、控释制剂、肠溶制剂以及透皮贴剂等特殊制剂中，这个概念也被称为释放度。

2. **重量差异** 除另有规定外，滴丸照下述方法检查重量差异。取供试品 20 丸，精密称定总重量，求得滴丸平均重量后，再分别精密称定每丸的重量。每丸重量与标示丸重相比较（无标示丸重的，与平均丸重比较），按表 15-1 中的规定，超出重量差异限度的不得多于 2 丸，并不得有 1 丸超出限度 1 倍。

表 15-1　滴丸重量差异规定

标示丸重或平均丸重	重量差异限度
0.03 g 及 0.03 g 以下	±15%
0.03 g 以上至 0.1 g	±12%
0.1 g 以上至 0.3 g	±10%
0.3 g 以上	±7.5%

3. **装量差异** 单剂量包装的丸剂，按照下述方法检查装量差异，应符合规定。

取供试品 10 袋（瓶），分别称定每袋（瓶）内容物的质量，每袋（瓶）装量与标示装量相比较，按表 15-2 中的规定，超出装量差异限度的不得多于 2 袋（瓶），并不得有 1 袋（瓶）超出限度 1 倍。

表 15-2　丸剂装量差异规定

标示装量	装量差异限度
0.5 g 及 0.5 g 以下	±12%
0.5 g 以上至 1 g	±11%
1 g 以上至 2 g	±10%
2 g 以上至 3 g	±8%
3 g 以上至 6 g	±6%
6 g 以上至 9 g	±5%
9 g 以上	±4%

（石三军）

实验十六　散剂与颗粒剂的制备

一、实验目的与要求

1. 掌握常用散剂和颗粒剂的制备方法。
2. 熟悉散剂和颗粒剂的质量要求与质量检查方法。

二、基本概念与实验原理

1. **散剂**　散剂是将药物或与适宜的辅料经粉碎、均匀混合制成的干燥粉末状制剂。常用的散剂一般可分为口服散剂和局部用散剂，其中口服散剂可直接用水送服，也可溶于或分散于水或者其他液体中服用；局部用散剂一般于口腔、皮肤、腔道及咽喉等处应用。

散剂的一般制备过程如图 16-1 所示。粉碎指将药物与辅料等粉碎成一定粒度的细粉，除另有规定外，口服散剂一般为细粉，局部用和儿科用散剂应为最细粉。此外，混合是制备散剂的重要操作，直接关系到散剂的组分含量均匀、剂量准确、安全有效等。药物混合的均匀度与各组分的比例、粒径、粒子形态、荷电性、堆密度、混合方法、混合时间等密切相关。实验室主要采用研磨混合法与过筛混合法，而工业生产常采用容器旋转混合法和搅拌混合法。一些毒剧药物因剂量小，常在制备时加入一定比例的辅料制成稀释散或倍散，添加的辅料（稀释剂）应为惰性，如乳糖、糖粉、淀粉、糊精、硫酸

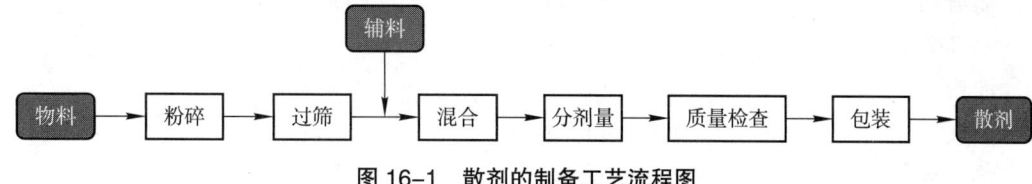

图 16-1　散剂的制备工艺流程图

钙等。配制倍散时应采用等量递增法，即配研法，倍散的浓度多为 1 ∶ 10 或 1 ∶ 100。

　　散剂的质量检查项目主要包括粒度、外观均匀度、干燥失重和装量差异等。除另有规定外，用于创面的局部用散剂应做微生物限度或无菌检查，应符合规定。

　　2. 颗粒剂　颗粒剂（granules）是将药物与适宜的辅料混合制成具有一定粒度的干燥颗粒状制剂，可分为可溶颗粒、混悬颗粒、泡腾颗粒和肠溶颗粒等。

　　制粒是颗粒剂制备的关键环节。制粒的目的包括改善物料的流动性、分散性、便于剂量准确、颗粒形状大小均匀和外形美观等。根据物料性质可选择湿法或干法制粒，湿法制粒是在药物粉末中加入黏合剂，靠黏合剂的桥架或黏结作用使粉末聚结在一起而制备颗粒的方法，在医药工业中应用最为广泛。

　　颗粒剂的一般制备过程如图 16-2 所示。颗粒剂的质量检查项目主要包括粒度、水分（中药颗粒）、干燥失重（化学药品和生物制品颗粒）、溶化性、装量差异和微生物限度等。

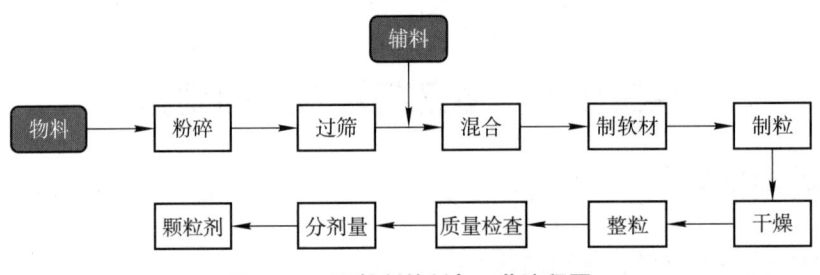

图 16-2　颗粒剂的制备工艺流程图

三、实验内容

（一）仪器与材料

　　1. 仪器　烘箱、电子分析天平、研钵、烧杯、80 目筛、100 目筛、120 目筛、量筒、移液管、18 目筛、玻璃棒、试管、电炉、磁力搅拌器等。

　　2. 材料　氧化锌、薄荷油、水杨酸、麝香草酚、淀粉、硼酸、薄荷脑、樟脑、升华硫、硫酸阿托品、乳糖、布洛芬、糊精、蔗糖粉、维生素 C、酒石酸、乙醇、格列吡嗪、羟丙甲纤维素、微晶纤维素、硬脂酸镁、滑石粉、胭脂红等。

（二）实验部分

1. 散剂制备实例

（1）痱子粉的制备

1）处方

氧化锌	3.0 g
麝香草酚	0.3 g
薄荷油	0.3 mL
水杨酸	0.55 g
淀粉	5.0 g
硼酸	4.25 g
薄荷脑	0.3 g

樟脑	0.3 g
升华硫	2.0 g
滑石粉	加至 50.0 g

2）制备：称取麝香草酚、樟脑、薄荷脑置研钵中研磨，至全部液化形成低共熔物，再加入薄荷油混匀，制成低共熔混合物；称取升华硫、水杨酸、淀粉、硼酸、氧化锌共置另一研钵中研磨至混合均匀，然后将低共熔混合物与混合的细粉研磨混匀。按照等量递增法加入剩余的滑石粉至总量 50.0 g，研匀过 100～120 目筛即得。

3）质量检查：外观均匀度、粒度检查。

【用途】局部用散剂，具有吸湿、止痒和消炎作用，用于治疗痱子和汗疹。

【操作注意】①因麝香草酚、樟脑、薄荷脑的含量较低，且在研磨时发生低共熔，进一步加入薄荷油制成混合液，需要一定研磨时间才能与其他药物混匀。②滑石粉、氧化锌和淀粉等用前宜灭菌。③薄荷油可按照滴数计量加入。

【注解】滑石粉处方用量较大，且与其他物料用量相差悬殊，需要严格按照等量递增法才容易混合均匀。

（2）硫酸阿托品倍散的制备

1）处方

硫酸阿托品	0.1 g
胭脂红	1.0 g
乳糖	适量

2）制备：研磨乳糖，用乳糖使研钵内壁表面饱和后倾出；取胭脂红 1.0 g 置研钵中，加乙醇 10～20 mL，研磨使溶解，再按等量递增法分次加入乳糖 99.0 g，研磨均匀，在 50～60℃干燥，过筛即得 1.0% 胭脂红乳糖；取 0.1 g 硫酸阿托品和等容积的 1.0% 胭脂红乳糖在研钵中研和均匀，再按等量递增法操作混合均匀，加入 1.0% 胭脂红乳糖共计 0.9 g，制成 1∶10 的十倍散；取十倍散 0.1 g 同上法加乳糖 0.9 g 混匀制成 1∶100 的百倍散；取百倍散 0.5 g，同上法加乳糖 4.5 g 混匀制成 1∶1 000 的千倍散；将千倍散 5.0 g 用重量法分成 10 包，每包含硫酸阿托品 0.5 mg，包装即得。

3）质量检查：外观均匀度、粒度检查。

【用途】抗胆碱药，解除平滑肌痉挛，抑制腺体分泌，散大瞳孔。用于胃肠道、肾、胆绞痛等。

【操作注意】胭脂红应在稀释第一次时加入，随着稀释倍数增大，其颜色变浅。

【注解】加胭脂红是为了容易观察混合均匀度。剂量 0.1～0.01 g 可配制成 10 倍散，0.01～0.001 g 配制成 100 倍散，0.001 g 以下应配制成 1 000 倍散。

2. 颗粒剂制备实例

（1）布洛芬颗粒的制备

1）处方

| 布洛芬 | 2.0 g |
| 糊精 | 2.0 g |

蔗糖粉　　　　　　　　　　　　　　6.0 g

2）制备：分别将布洛芬、糊精、蔗糖粉研碎，过120目筛；称取处方量布洛芬、糊精、蔗糖粉混合，过100目筛3遍至混合均匀，加入适量蒸馏水制软材，使之达到"手握成团，捏之即散"的程度，挤压过18目筛，制得湿颗粒；将湿颗粒置烘箱内，60℃干燥约30 min制得干颗粒，过18目筛整粒后即得终产品，塑料袋包装，每袋1.0 g，含布洛芬200.0 mg。

3）质量检查：颗粒外观、大小、溶化性、干燥失重。

【用途】用于缓解轻至中度疼痛如头痛、关节痛、偏头痛、牙痛、肌肉痛、神经痛、痛经等，也可用于治疗普通感冒或流行性感冒引起的发热。

【操作注意】①需用国家标准1号筛和5号筛检查粒度（不能通过1号筛与能通过5号筛的总和不得超过15%）。②蔗糖粒径较大，需要提前粉碎并过120目筛。

【注解】①糊精是稀释剂，蔗糖既是稀释剂又是矫味剂。②蒸馏水适量的标准：加入蒸馏水时，应控制其用量，使物料"手握成团，捏之即散"，以握后手掌不沾粉为宜。过筛后颗粒细粉过多，说明水加入太少，若是呈线条状，说明用量太多，导致颗粒烘干后太松或者太硬，均不符合要求。

（2）维生素C颗粒剂的制备

1）处方

维生素C　　　　　　　　　　　　　1.0 g

糊精　　　　　　　　　　　　　　　10.0 g

蔗糖粉　　　　　　　　　　　　　　9.0 g

酒石酸　　　　　　　　　　　　　　0.1 g

50%乙醇　　　　　　　　　　　　　适量

2）制备：维生素C、糊精、蔗糖粉分别粉碎过100目筛，称取处方量维生素C、糊精、蔗糖粉按等量递加法混合，100目筛过筛3遍混合均匀；再将酒石酸溶于适量50%乙醇中，少量多次加入上述混合物中，使之达到"手握成团，捏之即散"的程度，挤压过18目筛，制得湿颗粒；将湿颗粒置烘箱内，55℃干燥约40 min制得干颗粒，过18目筛整粒后即得终产品，塑料袋包装，每袋2.0 g，含维生素C 100.0 mg。

3）质量检查：颗粒外观、大小、溶化性、干燥失重、装量差异。

【用途】本品为维生素类药，可用于预防坏血病，也可用于各种急慢性传染疾病及紫癜等的辅助治疗。

【操作注意】①湿颗粒制成后应立即干燥，温度一般不超过60℃。②在实验过程中应避免使用金属容器或器具，防止金属离子对主药稳定性产生影响。

【注解】①本品为可溶性黄色颗粒，味酸甜，糖粉为稀释剂，并具有矫味作用。②维生素C在酸性条件下更稳定，酒石酸为稳定剂，其用量对产品质量有较大的影响。③维生素C可用呈色反应鉴别，取适量维生素C颗粒，加水10 mL溶解后，分成二等份，在一份中加硝酸银试液0.5 mL，即生成银的黑色沉淀；在另一份中，加2,6-二氯靛酚钠试液1~2滴，试液的颜色即消失。

（3）格列吡嗪缓释颗粒（100 袋量）

1）处方

格列吡嗪	0.5 g
羟丙甲纤维素	10.0 g
微晶纤维素	15.0 g
淀粉	14.0 g
乳糖	10.0 g
硬脂酸镁	0.5 g
70% 乙醇	适量

2）制备：将格列吡嗪、羟丙甲纤维素、微晶纤维素、淀粉、乳糖分别过 80 目筛后备用；称取处方量格列吡嗪、羟丙甲纤维素、微晶纤维素、淀粉、乳糖混合得辅料混合粉，按等量递增法将主药与辅料混合粉混合，并过 80 目筛 3 遍混合均匀；少量、多次加入 70% 乙醇适量，使之达到"手握成团，捏之即散"的程度，过 18 目筛制得湿颗粒，55℃干燥 40 min，过 18 目筛整粒，加入处方量硬脂酸镁混匀，分剂量包装，即得。

3）质量检查：粒度、溶出度、干燥失重、装量差异。

【用途】常规降糖药，促进胰岛 β 细胞分泌胰岛素。

【操作注意】①因处方中主药与辅料比例量相差悬殊，须采用等量递加法混合，即先称取处方量格列吡嗪细粉，然后加入等体积羟丙甲纤维素、微晶纤维素、淀粉、乳糖等辅料进行混匀，并过 80 目筛 3 遍以便进一步混合均匀。②硬脂酸镁应在干颗粒制备完成后加入。

【注解】羟丙甲纤维素为缓释材料，其型号和用量直接关系到主药的释放。

四、实验结果与讨论

1. **处方分析与讨论**　对以上各散剂进行处方分析，讨论处方中各成分的作用。

2. **散剂质量检查结果**　对所制备的散剂成品进行质量检查，将记录结果填入表 16-1 中，并对实验结果进行讨论。

表 16-1　散剂质量检查结果

处方	外观均匀度	粒度	水分 /%	干燥失重	装量差异
痱子粉					
硫酸阿托品倍散					

实验讨论：_____

_____

_____

3. **颗粒剂质量检查结果**　对所制备的颗粒剂成品进行质量检查，将记录结果填入

表 16-2 中，并对实验结果进行讨论。

表 16-2　颗粒剂质量检查结果

处方	外观均匀度	粒度	溶化性	干燥失重	装量差异	水分 /%
布洛芬颗粒						
维生素 C 颗粒						
格列吡嗪缓释颗粒						

实验讨论：_____

_____

_____

五、思考题

1. 散剂的混合操作中应注意哪些问题？

2. 造成维生素 C 颗粒剂存放不稳定的原因有哪些？有何提高其稳定性的措施？

3. 缓释颗粒常用的高分子化合物有哪些种类？每类列举 1~2 种。

附录

1. **外观均匀度检查**　散剂应参照《中国药典》（2020 年版）四部通则 0115 项下方法检查，应符合散剂项下有关规定。

2. **粒度检查**　除另有规定外，化学药局部用散剂和用于烧伤或严重创伤的中药局部用散剂及儿科用散剂，应参照《中国药典》（2020 年版）四部通则 0115 项下方法检查，应符合散剂项下有关规定。除另有规定外，颗粒剂应参照《中国药典》（2020 年版）四部通则 0982 项下方法检查，应符合颗粒剂项下有关规定。

3. **干燥失重检查**　除另有规定外，散剂和颗粒剂均参照《中国药典》（2020 年版）四部通则 0831 项下方法检查，应符合散剂或颗粒剂项下有关规定。

4. **溶化性检查**　除另有规定外，参照《中国药典》（2020 年版）四部通则 0104 项下方法检查，应符合颗粒剂项下有关规定。

5. **装量差异检查方法**　散剂参照《中国药典》（2020 年版）四部通则 0115 项下方法检查，应符合散剂项下有关规定。颗粒剂参照《中国药典》（2020 年版）四部通则 0104 项下方法检查，应符合颗粒剂项下有关规定。

（张金洁）

实验十七 片剂的制备及溶出度测定

一、实验目的与要求

1. 掌握湿法制粒压片法与干法制粒压片法的处方设计和制备工艺。
2. 掌握片剂溶出度的测定方法，熟悉片剂的其他质量要求。
3. 了解溶出实验设计需要考虑的因素。

二、基本概念与实验原理

片剂系指药物与适宜辅料混匀压制而成的圆片状或异形片状的固体制剂。片剂具有剂量准确、化学稳定性好、携带方便、生产成本低、制备的机械化程度高等优点，是目前应用最为广泛的剂型之一。按给药途径可将片剂分为口服用片剂、口腔黏膜用片剂、外用片剂等。制备片剂的方法有湿法制粒压片法、干法制粒压片法、粉末直接压片法等。

片剂中加入的辅料主要有稀释剂（增加片剂的质量和体积，便于片剂成型和分剂量），崩解剂（使片剂在胃内崩解成颗粒），黏合剂（黏合粉末形成颗粒，制湿颗粒/软材），稳定剂（增加药物的稳定性），润滑剂（用于压片时减少摩擦，使颗粒或粉末受力均匀），助流剂（增加颗粒或粉末的流动性）等。

由于直接压片对辅料的要求较高，实际生产中多采用制粒压片法。干法制粒压片法常用于湿热不稳定，而且直接压片有困难的药物。首先把药物粉碎过筛后与辅料混合，得到所需粒径的粉末后按处方比例混合，压成大块或薄片状，粉碎过筛成所需颗粒大小，加入适当辅料（崩解剂、润滑剂等）混合，压片。在整个工艺过程中不接触水和热，有利于不稳定物料的压片。若药物对湿热无明显不稳定性，常采用湿法制粒压片。湿法制粒压片的关键在于制软材，应选择合适的润湿剂和黏合剂，制得的软材以"握之成团，轻压即散"为宜。湿颗粒干燥后需要过筛整粒，以便将黏连的颗粒散开，随后加入润滑剂压片。

制成的片剂应进行质量检查，包括性状、重量差异、硬度、脆碎度、崩解时限、含量均匀度、溶出度和释放度等。《中国药典》（2020年版）要求，凡规定检查含量均匀度的片剂，一般不再进行重量差异检查；凡规定检查溶出度、释放度的片剂，不再进行崩解时限检查。

溶出度指在规定的介质中，在一定的实验条件下，活性药物从片剂、胶囊剂或颗粒剂等普通制剂中溶出的速率和程度，在缓释制剂、控释制剂、肠溶制剂及透皮贴剂中也称为释放度。普通口服固体制剂在胃肠道中须经过崩解和溶出两个过程，药物才能被吸收，因此溶出度实验在反映口服固体制剂内在品质方面发挥着重要作用。《中国药典》（2020年版）收载的溶出度与释放度测定法有第一法（篮法）、第二法（桨法）、第三法（小杯法）、第四法（桨碟法）、第五法（转筒法）、第六法（流池法）和第七法（往复筒法）。

三、实验内容

（一）仪器与材料

1. **仪器**　托盘天平、电子分析天平、压片机、恒温干燥箱、研钵、烧杯、电炉、搪瓷盘、不锈钢网筛、尼龙筛、量筒、滴管、玻璃棒、洗耳球、移液管、容量瓶、片剂硬度测定仪、脆碎度检查仪、溶出度测定仪、紫外-可见分光光度计、石英比色皿、水系微孔滤膜（0.8 μm）等。

2. **材料**　阿司匹林、对乙酰氨基酚、微晶纤维素、滑石粉、硬脂酸镁、乳糖、淀粉、聚山梨酯-80、乙醇、氢氧化钠、稀盐酸、蒸馏水等。

（二）实验部分

1. 阿司匹林片的制备（干法制粒压片法）

（1）处方

阿司匹林	10 g
乳糖	20 g
微晶纤维素	20 g
滑石粉	0.5 g

（2）制备

1）制备大片：称取 10 g 阿司匹林、20 g 乳糖、20 g 微晶纤维素混合均匀，在 20 MPa 以上的压力下压制成直径为 2～2.5 cm 的大片。

2）粉碎制粒：用粉碎机或研钵将上述大片压碎过 18 目筛。

3）压片：加入 0.5 g 滑石粉，测定颗粒药物含量，按标示量 200 mg 计算片重，在相同压力下压制约 50 片。

（3）质量检查：成品的性状、质量差异、硬度、脆碎度、溶出度。

【用途】本品适用于缓解轻中度疼痛，也可用于流感等发热疾病的退热。还能抑制血小板聚集，近年来应用于预防短暂性脑缺血发作、心肌梗死和术后血栓形成。

【操作注意】将大块片剂压碎成颗粒时不宜细粉太多，以免发生较大重量差异、裂片等现象。

2. 对乙酰氨基酚片的制备（湿法制粒压片法）

（1）处方

对乙酰氨基酚	20 g
淀粉	15 g
聚山梨酯-80	0.5 g
硬脂酸镁	1%
10% 淀粉浆	适量
95% 乙醇	适量

（2）制备：取 0.5 g 聚山梨酯 80，溶于 15 mL 95% 乙醇中，加入 15 g 淀粉搅拌均匀，于 70℃干燥，过 100 目筛备用。取 20 g 对乙酰氨基酚，置于研钵中研细，加入适量 10%

淀粉浆，制成软材。将软材挤压过 16 目筛，制成湿颗粒。将湿颗粒均匀置于方盘中，于 60℃干燥，过 16 目筛整粒。将颗粒与上述聚山梨酯细粉混匀，再加入硬脂酸镁混匀，压片，共制成 100 片。

（3）质量检查：成品的性状、重量差异、硬度、脆碎度、溶出度。

【用途】缓解轻中度疼痛和各种原因引起的发热。

【操作注意】淀粉浆用作黏合剂，制备方法有两种：①煮浆法：取淀粉徐徐加入全量的水，不断搅匀，避免结块，加热并不断搅拌至沸腾，放冷即得。②冲浆法：取淀粉加少量冷水，搅匀，然后冲入一定量的沸水，不断搅拌，至半透明糊状。此法适合小量制备。

制备淀粉浆时糊化程度以呈乳白色为宜，制得的颗粒干燥后不易松散。淀粉浆加入的温度以温热为宜，温度太高不利于药物的稳定性，并易使干淀粉糊化而降低崩解作用；温度太低不易使物料分散均匀。

【注解】硬脂酸镁为疏水性润滑剂，用量不宜过大，否则影响片剂的崩解，一般用量为 0.3%～1%。

四、实验结果与讨论

1. 阿司匹林片质量考察

（1）性状、硬度、抗张强度检测：将阿司匹林片的性状、硬度、抗张强度检测的测定结果填入表 17-1。

表 17-1　性状、硬度、抗张强度检测的测定结果

编号	性状	直径 × 厚度 /（mm × mm）	硬度 /N	抗张强度 /MPa
1				
2				
3				
4				
5				
6				
平均				

（2）重量差异检测：将阿司匹林片重量差异的测定结果填入表 17-2。

表 17-2　重量差异检测的测定结果

编号	1	2	3	4	5	6
片重 /mg						

平均片重及 RSD：_____

（3）脆碎度检测：将阿司匹林片脆碎度的测定结果填入表17–3。

表17–3　脆碎度的测定结果

批号	片数	实验前质量/g	实验后质量/g	脆碎度/%
1				
2				
3				

评价及原因分析：_____

（4）标准曲线：绘制阿司匹林标准曲线（表17–4）。

表17–4　绘制阿司匹林标准曲线

样品编号	1	2	3	4	5	6	7
浓度/($\mu g \cdot mL^{-1}$)	0	5	10	20	30	40	50
吸光度							

（5）溶出度检测：将阿司匹林片溶出度测定结果填入表17–5。以溶出百分率 D_n 为纵坐标，取样时间 t 为横坐标，绘制溶出曲线，并将自制阿司匹林片30 min溶出量占标示量的百分比与规定限度进行比较。《中国药典》（2020年版）规定30 min时每片溶出阿司匹林的限度为标示量的80%。

表17–5　阿司匹林片溶出度测定结果

指标	取样时间/min							
	2	5	10	15	20	30	45	60
吸光度 A_n								
浓度/($\mu g \cdot mL^{-1}$)								
溶出百分率 D_n/%								

2. 对乙酰氨基酚片的质量考察

（1）性状、硬度、抗张强度检测：将对乙酰氨基酚片的性状、硬度、抗张强度的测定结果填入表17–6。

表17–6　性状、硬度、抗张强度的测定结果

编号	性状	直径×厚度/（mm×mm）	硬度/N	抗张强度/MPa
1				
2				
3				
4				
5				
6				
平均				

（2）重量差异检测：将对乙酰氨基酚片的重量差异的测定结果填入表 17-7，计算其平均片重及 RSD。

表 17-7 重量差异的测定结果

编号	1	2	3	4	5	6
片重 /mg						

平均片重及 RSD：_____

（3）脆碎度检测：将对乙酰氨基酚片的脆碎度的测定结果填入表 17-8，评价及分析原因。

表 17-8 脆碎度的测定结果

批号	片数	实验前质量 /g	实验后质量 /g	脆碎度 /%
1				
2				
3				

评价及分析原因：_____

（4）标准曲线：绘制对乙酰氨基酚片的标准曲线（表 17-9）。

表 17-9 对乙酰氨基酚标准曲线

样品编号	1	2	3	4	5
浓度 /（mg·L^{-1}）	2	4	6	8	10
吸光度					

（5）溶出度检测：将对乙酰氨基酚片的溶出度测定结果填入表 17-10。

表 17-10 对乙酰氨基酚片溶出度测定结果

指标	取样时间 /min							
	2	5	10	15	20	30	45	60
吸光度 A_n								
浓度 /（mg·L^{-1}）								
溶出百分率 D_n/%								

1）根据以上数据，绘制对乙酰氨基酚标准曲线图，并求得其回归方程及 R 值。

2）对乙酰氨基酚片溶出度：基于表 17-10 数据，以溶出百分率 D_n 为纵坐标，取样时间 t 为横坐标，绘制溶出曲线，并将自制对乙酰氨基酚片 30 min 溶出量占标示量的百分比与规定限度进行比较。《中国药典》（2020 年版）规定 30 min 时每片溶出对乙酰氨基酚的限度为标示量的 80%。

五、思考题

　　1. 用于压片的颗粒与颗粒剂的颗粒有什么区别？
　　2. 对于湿热不稳定的药物，在进行片剂处方设计时应注意哪些问题？
　　3. 润滑剂对片剂的稳定性和崩解时限有什么影响？片剂的崩解时限合格，溶出度是否一定合格？
　　4. 测定溶出度时有哪些注意事项？影响片剂溶出度的因素有哪些？

附录

（一）片剂的硬度、重量差异、脆碎度的检查方法

　　1. 硬度　片剂应有适宜的硬度，以免包装或运输过程中发生磨损或破碎。硬度是评价片剂质量最简便的方法，可用硬度测定仪测定：接通智能片剂硬度仪电源，打开开关，仪器进入自检程序。自检完毕后，在手动工作方式下，将样品放在滑动板上，按"开始／暂停"键即可开始实验。仪器会自动测量出样品的硬度及直径。记录显示屏上数据，测定 3~6 片，取平均值。

　　在片剂的直径或厚度不一样时，不能简单地用硬度来类比压缩成型性。抗张强度反映单位面积的破碎力，目前药典没有规定统一的检查方法。抗张强度的计算方法如下：

$$T = \frac{2F}{\pi \cdot D \cdot L} \tag{17-1}$$

　　式中，F 为片剂径向破碎力（N）；D 为片剂的直径（m）；L 为片剂的厚度（m）。

　　2. 重量差异　按照《中国药典》（2020 年版）四部通则 0101 项下规定，取供试品 20 片，精密称定总质量，求得平均片重后，再分别精密称定每片的重量，每片重量与平均片重比较（凡无含量测定的片剂或有标示片重的中药片剂，每片重量应与标示片重比较），按表 17-11 中的规定，超出重量差异限度的不得多于 2 片，并不得有 1 片超出限度 1 倍。凡规定检查含量均匀度的片剂，一般不再进行重量差异检查。

表 17-11　片剂的重量差异限度要求

平均片重或标示片重	重量差异限度
0.30 g 以下	± 7.5%
0.30 g 及 0.30 g 以上	± 5%

　　3. 脆碎度　照《中国药典》（2020 年版）四部通则 0923 项下规定，片重为 0.65 g 或以下者取若干片，使其总质量约为 6.5 g；片重大于 0.65 g 者取 10 片，用吹风机吹去片剂脱落的粉末，精密称量，置于片剂脆碎度检查仪圆筒中转动 100 次，取出，同法除去粉末，精密称量，减失质量不得过 1%，且不得检出断裂、龟裂及粉碎的片。本实验一般仅做 1 次，如减失质量超过 1% 时，应复测 2 次，3 次的平均减失质量不得超过 1%，并

不得检出断裂、龟裂及粉碎的片。

（二）阿司匹林片的溶出度检查方法

取阿司匹林片 6 片，照《中国药典》（2020 年版）四部通则 0931 溶出度与释放度测定法第一法（篮法）测定。

1. 阿司匹林标准曲线的建立　精密称取阿司匹林 50 mg 置于 100 mL 容量瓶中，用 pH 6.8 的磷酸盐缓冲液定容，得到 0.5 mg/mL 的标准原液 A。精密吸取 0 mL、0.5 mL、1 mL、2 mL、3 mL、4 mL、5 mL 标准原液 A，加入 pH 6.8 的磷酸盐缓冲液至 5 mL，加入 0.5 mol/L NaOH 溶液 2 mL（pH 9～10），在沸水浴中加热 5 min，冷却后，再加入稀硫酸溶液 2.5 mL（pH 2～3），转移至 50 mL 容量瓶，用 pH 6.8 磷酸盐缓冲溶液分别定容成 0 µg/mL、5 µg/mL、10 µg/mL、20 µg/mL、30 µg/mL、40 µg/mL、50 µg/mL 阿司匹林系列标准溶液。采用紫外 - 可见分光光度法在波长 303 nm 处，以 pH 6.8 的磷酸盐缓冲液为参比，测定系列标准溶液的吸光度，绘制阿司匹林系列标准溶液的吸光度与对应浓度的标准曲线图，求出标准曲线回归方程和 R 值。

2. 阿司匹林片的溶出度测定　准确量取 1 000 mL pH 6.8 磷酸盐缓冲溶液经脱气处理为溶出介质，加热使其温度在整个操作过程中保持 37℃ ±0.5℃，调节转篮转速为 100 r/min。取 6 片阿司匹林片，分别投入 6 个转篮内，将转篮降入盛有溶出介质的溶出杯内，立即开始计时。分别于 2 min、5 min、10 min、15 min、20 min、30 min、45 min、60 min 时，取溶出液 8 mL，并立刻补充同温度的等量溶出介质。样液经 0.8 µm 微孔滤膜过滤，精密量取续滤液 5 mL 置于 10 mL 具塞试管中，加入 0.5 mol/L NaOH 溶液 2 mL，沸水浴加热 5 min，冷却后，再加稀硫酸溶液 2.5 mL，用 pH 6.8 磷酸盐缓冲溶液定容。在波长 303 nm 处测定吸光度。

3. 溶出量的计算及溶出曲线的绘制　根据不同时间测定的样品吸光度，在标准曲线上求出对应的样品浓度，计算各时间点的溶出量及溶出百分率，计算公式如下：

$$溶出百分率（\%）= \frac{每片片剂溶出的总量}{每片片剂的标示量} \times 100\% \qquad （17-2）$$

$$每片片剂溶出的总量 = c_n V_2 + (c_1 + c_2 + \cdots + c_{n-1}) V_1 \qquad （17-3）$$

式中，c_n 为各时间点的样品浓度；V_1 为各时间点固定取样体积；V_2 为溶出介质体积。以溶出百分率为纵坐标，溶出时间为横坐标，绘制溶出曲线。

（二）对乙酰氨基酚片的溶出度检查方法

取对乙酰氨基酚片 6 片，照《中国药典》（2020 年版）四部通则 0931 溶出度与释放度测定法第一法（篮法）测定。

1. 对乙酰氨基酚标准曲线的建立　量取稀盐酸 24 mL 加水至 1 000 mL 配制成溶剂。精密称取 100 mg 对乙酰氨基酚置于 100 mL 的容量瓶中，加入溶剂定容，得 1 mg/mL 的标准原液 A；取 5 mL 标准原液 A，加入 100 mL 的容量瓶中，用溶剂定容，得 50 µg/mL 标准原液 B。从标准原液 B 中精密吸取 0.4、0.8 mL、1.2 mL、1.6 mL、2.0 mL 溶液至 10 mL 容量瓶中，用 0.04% NaOH 溶液定容，得浓度范围为 2～10 µg/mL 的对乙酰氨基酚系列标准溶液。采用紫外 - 可见分光光度法在波长 257 nm 处，以 0.04% NaOH 溶液为参比，测定系列标准溶液的吸光度，绘制对乙酰氨基酚系列标准溶液的吸光度与对应浓度的标准曲线图，求出标准曲线回归方程和 R 值。

2. 对乙酰氨基酚片溶出度的测定　以稀盐酸 24 mL 加经脱气处理的水至 1 000 mL 为溶出介质，量取 900 mL 溶出介质注入溶出杯内，加热使其温度在整个操作过程中保持 37℃±0.5℃，调节转篮转速为 100 r/min。取 6 片对乙酰氨基酚片，分别投入 6 个转篮内，将转篮降入盛有溶出介质的溶出杯内，立即开始计时。分别于 2 min、5 min、10 min、15 min、20 min、30 min、45 min、60 min 时，取溶出液 5 mL，并立刻补充同温度的等量溶出介质。样液经 0.8 μm 微孔滤膜过滤，精密量取续滤液 1 mL，加 0.04% NaOH 溶液稀释至 50 mL，摇匀，以 0.04% NaOH 溶液为参比，在波长 257 nm 处测定吸光度。

3. 溶出量的计算及溶出曲线的绘制　根据不同时间测定的样品吸光度，在标准曲线上求出对应的样品浓度，按式（17-2）、式（17-3）计算各时间点的溶出量及溶出百分率。以溶出百分率为纵坐标，溶出时间为横坐标，绘制溶出曲线。

（李　炼）

实验十八　片剂的包衣

一、实验目的与要求

1. 掌握包衣材料的种类和特性。
2. 掌握释放度测定的基本操作。
3. 熟悉锅包衣法制备薄膜衣片的技术。
4. 了解包衣材料的配制方法。

二、基本概念与实验原理

包衣系指在特定设备中按特定的工艺将糖料或其他能成膜材料涂覆在药物固体制剂的外表面，使其干燥后成为紧密黏附在表面的一层或数层不同厚薄、不同弹性的多功能保护层的操作。用于包衣的片剂称素片或片芯，一般要求片芯为硬度较大的双凸片，以免在包衣时因摩擦而使素片缺损或粉尘过多，影响包衣片的光洁，同时也要求片芯具有适宜的厚度与弧度以免相互黏连或包衣层在边缘部破裂。包衣装置可分为锅包衣装置、转动包衣装置和流化包衣装置等。

对制剂进行包衣的目的有：①掩盖苦味或不良气味。②防潮、避光、隔离空气以增加药物稳定性。③控制药物在胃肠道的释放部位。④控制药物在胃肠道的释放速度。⑤改善片剂的外观与光洁度，提高流动性。⑥防止药物配伍变化。

片剂包衣类型有糖衣包衣、薄膜包衣和压制包衣等，前两种最为常用。其中薄膜包衣具有包衣材料用量少、增重小、生产周期短、包衣后对崩解及药物溶出影响小等优点，在制剂生产中得到了广泛应用。薄膜包衣系指在片剂、颗粒等固体剂型上包裹高分子聚合物薄膜，厚度通常为 20~100 μm。薄膜包衣材料主要包括成膜材料、增塑剂、溶剂、致孔剂、增光剂、抗黏剂、色素等。其中成膜材料按衣层的作用一般分为三种：①普通型：主要用于吸潮和防止粉尘污染等。如羟丙基甲基纤维素（HPMC）成膜性能好，膜透明、坚韧，对崩解和溶出影响小；羟丙基纤维素（HPC）能溶于水、乙醇中形成黏性溶液，可用于包胃溶薄膜衣。②缓释型：主要用于调节药物的释放速度，常为在水中或整个人体生理 pH 范围内不溶的高分子材料。如乙基纤维素（EC）和醋酸纤维素（CA），前者能溶于乙醇，后者能溶于丙酮等有机溶剂，成膜性好，常与 HPMC 或聚乙二醇（PEG）混合使用，以产生致孔作用，有助于药物溶液扩散。③肠溶型：具有耐酸性，只能在肠液中溶解。常用丙烯酸（酯）– 甲基丙烯酸（酯）共聚物（国外商品名 Eudragit）。增塑剂可用于改变高分子薄膜物理机械性质，增加包衣材料的可塑性，使包衣层保持良好的柔韧性，常用的水溶性增塑剂有甘油、聚山梨酯 –80、丙二醇等；脂溶性增塑剂有蓖麻油、液体石蜡、邻苯二甲酸二乙酯等。

　　肠溶片是指在胃液或酸性介质中不崩解，而在肠液或偏中性（pH 6.8 左右）介质中能够崩解和释放的一种片剂，其构成主要包括普通片芯和肠溶包衣。肠溶制剂在机体内的吸收过程与普通口服固体制剂不同，其包衣需先在肠液中溶解后，片芯才会崩解（或分散）导致药物溶出，最终经生物膜被吸收。

　　释放度是衡量缓释制剂、肠溶制剂等制剂性能优劣的重要参数，在进行肠溶制剂的体外溶出试验时，必须考虑到其制剂设计目的，即药物在胃液或酸性介质中不崩解，而在肠液或偏中性介质中才能崩解和释放。因此在选择溶出介质时，需要同时模拟胃液的酸性环境和肠液的近中性环境，以全面反映肠溶制剂口服给药后在胃肠道的释放特性。

三、实验内容

（一）仪器与材料
1. **仪器**　倾斜式包衣锅、喷枪、吹风机、烧杯、玻璃板、磁力搅拌器、60 目筛、片剂硬度测定仪、升降式崩解仪、溶出度测定仪、紫外 – 可见分光光度计、石英比色皿、水系微孔滤膜（0.8 μm）等。

2. **材料**　实验十七中制备的阿司匹林片剂、HPMC、蓖麻油、乙醇、滑石粉、聚乙二醇 4000（PEG4000）、雅克宜（Acrvl-EZE93F）肠溶包衣粉、钛白粉、水溶性色素、蒸馏水等。

（二）实验部分
1. **包衣材料的塑性比较**
（1）制备 4% HPMC 的乙醇（80%）溶液：将 4 g HPMC 溶解在 96 g 乙醇（80%）中即得。

（2）将上述溶液分两份：A 不加增塑剂，B 加增塑剂蓖麻油至浓度为 0.5%。

（3）取 A、B 溶液分别在两块玻璃板上滴 10 滴，将两板平行振荡相同次数（约 10 次），用热风吹，取下膜折叠，观察两者的韧性及脆性。

2. **薄膜包衣（普通型）的制备**
（1）处方

HPMC	2 g
95% 乙醇	75 mL

蒸馏水	40 mL
蓖麻油	1 mL
滑石粉	1 g
PEG4000	1 g
钛白粉	2 g
水溶性色素	适量

（2）制备

1）包衣液配制：称取 2 g HPMC 置于干净烧杯中，加入 75 mL 95% 乙醇，用磁力搅拌器搅拌 5~10 min，使分散均匀。将 1 g PEG4000 置于蒸馏水中溶解，再缓缓加入 HPMC 的乙醇溶液中，并不断搅拌，使溶胀充分。在搅拌状态下，分别加入其他各成分，继续搅拌 15~20 min，混合均匀即得。

2）包衣操作：取片芯 200 g 置倾斜式包衣锅内，锅内设置 3 块挡板，用吹风机吹热风使素片温度达到 40℃左右。调节气压，用喷枪喷出雾状雾滴，再调节适宜的喷浆速度（控制气压大小及喷枪的流量），开启包衣锅，设置转速为 40 r/min 左右。喷入包液至片面色泽均匀一致，停止喷包衣液，根据片面黏连程度决定是否继续转动包衣锅。包衣完毕，取出片剂，60℃干燥。

（3）质量检查：成品的外观、包衣增重、硬度、崩解时限、抗热性、耐湿耐水性，并与素片进行比较。

【操作注意】①配制包衣液时要防止产生大量气泡。如有粒状物可用 150~200 目筛过滤或用匀浆机匀化；如稠度大，可用 60%~70% 的乙醇稀释后再用（一般薄膜衣溶液中含固体量为 3%~8% 不等），过程中应保持搅拌，防止产生沉淀。②包衣操作中应注意温度的控制，喷浆的速度应适宜。

3. 薄膜包衣（肠溶型）的制备

（1）处方

雅克宜（Acryl–EZE93F）肠溶包衣粉	15 g
蒸馏水	85 mL

（2）制备

1）包衣液配制：取 15 g 雅克宜（Acryl–EZE93F）肠溶包衣粉，分散于 85 mL 蒸馏水中，搅拌使分散均匀，持续搅拌 30 min，过 60 目筛，即得包衣液。

2）包衣操作：取阿司匹林片芯 50 g 置包衣锅内，片床温度控制在 30~35℃，调节包衣锅转速为 30~40 r/min，使片芯呈抛物线落下。将配制好的包衣液用喷枪连续喷雾于转动的药片表面，调控片床温度和喷雾速度，使包衣溶液的喷雾速度和溶媒挥发速度相平衡，避免片面太干或太湿。一旦发现片面较湿，滚动迟缓，立刻停止喷雾，以防黏连，待药片干燥后再继续喷雾，使肠溶衣增重达到 8%~10% 后，停止喷液，将药片于 30~35℃条件下干燥 10 min。

（3）质量检查：成品的外观、包衣增重、硬度、释放度、抗热性、耐湿耐水性，并与素片进行比较。

【操作注意】包衣结束后及时清洗锅体及喷枪，烘干，防止生锈。枪头卸下，清洗喷嘴部件，肠溶材料可在碱性条件下溶解，因此可使用浓度3%~5%的NaOH溶液清洗。

四、实验结果与讨论

1. **讨论增塑剂的作用**。加入增塑剂的包衣材料性能（韧性、弹性、脆性），是否容易折断。

2. **普通薄膜包衣前后片剂的质量检查结果** 将结果填入表18-1。

表 18-1 普通薄膜包衣前后片剂的质量检查结果

编号	外观	片重 /mg	硬度 /N	崩解时限 /min	抗热性	耐湿耐水性
包衣前						
包衣后						
比较结果						

3. **肠溶型薄膜包衣前后片剂的质量检查结果** 将结果填入表18-2。

表 18-2 肠溶型薄膜包衣前后片剂的质量检查结果

编号	外观	片重 /mg	硬度 /N	抗热性	耐湿耐水性
包衣前					
包衣后					
比较结果					

4. **阿司匹林肠溶片释放度测定结果** 将结果填入表18-3。

表 18-3 阿司匹林肠溶片释放度测定数据

取样时间	酸中释放 2 h	缓冲液中释放					
		5 min	10 min	15 min	25 min	35 min	45 min
吸光度 A_n							
累积释放百分数 D_n/%							

五、思考题

1. 包衣操作过程中常会出现哪些问题？分别是哪些因素导致的？
2. 增塑剂在包衣材料中起什么作用？对包衣片剂的质量有什么影响？

3. 对肠溶制剂进行体外释放度评价有什么意义？

附录

（一）包衣片剂的常规检查方法

1. 外观性状　外形是否圆整、表面是否有缺陷（碎片黏连和剥落、起皱和橘皮膜、起泡和桥接、色斑和起霜等）、表面粗糙程度和光洁度。

2. 重量差异　薄膜衣片（包括肠衣片）应在包薄膜衣后检查重量差异，并符合规定。另外，凡已规定检查含量均匀度的片剂，一般不再进行重量差异检查。详细检查方法见实验十七附录。

3. 崩解时限　按照《中国药典》（2020 年版）四部通则 0921 项下规定，使用升降式崩解仪测定。将吊篮通过上端的不锈钢轴悬挂于支架上，浸入 1 000 mL 烧杯中，并调节位置使其下降至低点时筛网距烧杯底部 25 mm，烧环内盛有温度为 37℃±1℃的水，调节水位高度使吊篮上升至高点时筛网在水面下 15 mm 处，吊篮顶部不可浸没于溶液中。取供试品 6 片，分别置上述吊篮的玻璃管中，启动崩解仪进行检查，各片均应在 15 min 内全部崩解，如有 1 片不能完全崩解，应另取 6 片复试，均应符合规定。化学药薄膜衣片在盐酸中进行检查，应在 30 min 内全部崩解。

4. 抗热性　将包衣片 50 片置 250 W 的红外灯下 15 cm 处受热 4 h，观察并记录片面变化情况。合格品片面应无变化。

5. 耐湿耐水性　将包衣片置于恒温、恒湿装置中，经过一定时间，以片剂增重为指标，检查耐湿耐水性。

（二）阿司匹林肠溶片的释放度检查方法

1. 酸中释放量　取阿司匹林肠溶片 6 片，按照《中国药典》（2020 年版）四部通则 0931 溶出度与释放度测定法第一法（篮法）测定，以 0.1 mol/L 的盐酸 750 mL 为溶出介质，设定转速为每分钟 100 转，取阿司匹林肠溶片 6 片置于各转篮中央，2 h 后取样液 5 mL，经 0.8 μm 微孔滤膜过滤，收集续滤液。取供试品溶液，按《中国药典》（2020 年版）四部通则 0401 要求，以 0.1 mol/L 盐酸为空白，在 280 nm 波长处测定吸光度，并计算酸中释放度。6 片中，每片的释放度均不应大于标示量的 10%。

2. 缓冲液中释放量　在酸中释放量检查项下的溶液中继续加入 37℃的 0.2 mol/L 磷酸钠溶液 250 mL 混匀，用 2 mol/L 盐酸或 2 mol/L 氢氧化钠溶液调节溶液的 pH 至 6.8±0.05，继续进行释放试验。在 5 min、10 min、15 min、25 min、35 min、45 min 时取样液 5 mL，并立刻补充相同温度的等量溶出介质。样液经 0.8 μm 微孔滤膜过滤，收集续滤液。

量取 0.2 mol/L 磷酸钠溶液 250 mL 与 0.1 mol/L 盐酸 750 mL 混合，调节 pH 为 6.8±0.05，配制 0.05 mol/L 磷酸钠缓冲液。另精密称取阿司匹林对照品 10 mg 于 100 mL 量瓶中，加 0.05 mol/L 磷酸钠缓冲液适量使溶解，并稀释至刻度，作为对照溶液，浓度记为 c_0。取上述各时间点的续滤液与对照溶液，照《中国药典》（2020 年版）四部通则 0401 紫外－可见分光光度法，以 0.05 mol/L 磷酸钠缓冲液为空白对照，在 265 nm 的波长处分别测定吸光度，供试品溶液吸光度记为 A_n（$n=1\sim6$），对照溶液吸光度记为 A_0，按两者吸光度的比值计算每片的释放量。缓冲液 45 min 时释放量,限度应为标示量的 70%,符合规定。

将上述测定数据填入表 18-3,按式(18-1)计算各取样时间点($n = 1 \sim 6$)的累积释放百分数 D_n(%):

$$D_n(\%) = 10 \times \frac{\left(A_n + \frac{10}{1\,000} \times \sum_{i=1}^{n} A_n\right) \times C_0}{A_0} \times 100\% \qquad (18-1)$$

(李　炼)

实验十九　粉末直接压片

一、实验目的与要求

1. 掌握粉末直接压片的处方组成与制备工艺。
2. 熟悉粉末直接压片所用辅料的质量特点。
3. 了解粉末有接压片过程中的工艺参数和注意事项。

二、基本概念与实验原理

粉末直接压片是指将药物粉末和适宜的辅料混合均匀后,不经过制粒等步骤直接压片的方法。相比传统的干、湿法制粒压片,粉末直接压片法工艺更简单,更加有利于片剂生产的连续化和自动化。随着《药品生产质量管理规范》(GMP)中药品生产工艺的要求不断完善,越来越多地要求药物的生产和制备流程更加简洁。相比传统干、湿制粒制备片剂的方法,粉末直接压片不需要制粒、干燥等程序,可节省时间和工序,同时节省能源。

粉末直接压片更加适用于对湿热敏感的药物,可以更好地保持药物分子的活性。随着各种辅料和压片设备的发展,越来越多的厂家开始采用粉末直接压片来制备片剂,个别国家的粉末直接压片占比已超过 40%。然而,粉末直接压片也存在一些问题。首先,药物粉末本身的流动性和强度都不太符合粉末直接压片的要求。因此,需要使用合适的辅料。同时,药物与辅料选择不合适也会出现流动性和可压性问题,进而造成片重差异大、裂片等问题。

为了更好地应用粉末直接压片法制备片剂,所用的辅料需要满足以下要求:①有良好的流动性和可压性;②对空气、湿和热稳定;③能够与药物很好地进行配伍,即能与较高百分比的药物进行配合,而不影响药物的性能,不影响药物的生物利用度。可用于粉末直接压片的辅料有微晶纤维素、可压性淀粉、低取代羟丙基纤维素、喷雾干燥乳糖、磷酸氢钙二水合物、甘露醇、山梨醇、蔗糖、葡萄糖等。这些辅料的特点是流动性好、压缩成型性好。

可以通过调节压片的设备来提高粉末直接压片的可操作性。首先可以改善饲料装置,使粉末在饲粉器中不出现空洞和堵塞的问题。同时可以在饲粉器上加装振荡器或其他装置，让粉末均匀地流入膜孔中，从而减少片重差异。同时可以增加预压装置，延长药片受压时间，尽量减少裂片和增加片剂的硬度。

在粉末直接压片法中，需要考察处方中粉体的流动性，好的流动性有利于增加片剂均匀度，减少片重差异。也需要考察粉体的压缩成型性，好的压缩成型性可以防止裂片，提高片剂的硬度。还需要考察粉末的润滑性，防止粉末对于冲头的黏冲。粉末的流动性，可以用休止角、流出速度、流动性指数来表示。当休止角小于 40° 时可以满足生产中粉末直接压片的要求。粉末的压缩成型性可以用片剂的硬度、抗张强度和弹性复原率等来表示。润滑性则是指片剂不黏冲，可以顺利地从冲模中推出。

休止角可以采用固定圆锥法进行测定（详见本书前文）。流出速度，可以采用将一定量的粉体装入漏斗中，测定其全部流出所需的时间。硬度检测一般是指检测片剂的径向破碎力（N），从而通过片剂硬度来推算抗张强度（T_s）。抗张强度的计算公式为：

$$T_s = 2F/\pi \cdot D \cdot L \tag{19-1}$$

式中，F 是片剂径向破裂力；D 为片剂的直径；L 为片剂的厚度。

弹性复原率（ER%）可以通过以下公式来计算：

$$ER（\%）= \frac{H_t - H_0}{H_0} \times 100\% \tag{19-2}$$

其中，H_0 为压片时最大压力下的片厚；H_t 为将片剂推出模子后的片厚。

三、实验内容

（一）仪器与材料

1. 仪器　电子分析天平、玻璃漏斗、80 目筛、休止角测定仪、单冲压片机、片剂测定四用仪等。

2. 材料　阿司匹林、可压性淀粉、微晶纤维素、结晶性乳糖、硬脂酸镁、滑石粉、微粉硅胶。所用的辅料均需过 80 目筛。

（二）实验部分

1. 考察物料的流动性

（1）辅料的流动性考察（休止角）：分别称取 30 g 可压性淀粉、微晶纤维素、结晶性乳糖，比较它们的休止角。具体测定方法为：从玻璃漏斗上慢慢加入相关粉末，流出的粉末缓慢注入休止角测定仪圆盘中央，以粉末自动流出边缘，形成稳定的锥形粉末堆积为止。测定粉末高度 H 和圆盘直径 D，计算休止角。或直接测粉末斜面和圆盘水平之间的夹角。

（2）粉末的流动速度：将适量粉体装入玻璃漏斗中，测定其全部流出所需的时间。比较不同的辅料的流出时间。

（3）辅料的压缩成型性考察（包括测定硬度、弹性复原率）：称取含 1% 硬脂酸镁的可压性淀粉和微晶纤维素各 100 g，在 120 MPa、90 MPa 和 60 MPa 下压片。测定压片过程中片剂受最大压力时的片厚 H_0。测定片剂压片完成后的硬度和片厚 H_t。代入式（19-2），计算弹性复原率。

压缩成型性：以压片压力为横坐标，以片剂硬度为纵坐标作图，比较变化趋势。

片剂裂片趋势：以压片压力为横坐标，以弹性复原率为纵坐标作图，比较变化趋势。

（4）辅料的药物容纳量考察：称取三份 40 g 可压性淀粉，分别加入阿司匹林 5 g、10 g、15 g，在每份中加入 1 g 硬脂酸镁 – 滑石粉混合物（1∶1），混匀后直接压片，观察压片过程中粉末流动性和药片完整程度，测定片剂的硬度。

2. 片剂的制备

（1）处方

阿司匹林	3.0 g
可压性淀粉	50.0 g
硬脂酸镁	0.5 g
滑石粉	0.5 g
微粉硅胶	0.5 g

（2）制备：将阿司匹林研细后过 80 目筛，按照等量递增法与可压性淀粉混合，之后加入硬脂酸镁、滑石粉和微粉硅胶混匀，进行压片。

（3）质量检查：分别测定片剂的外观、片重差异、硬度、脆碎度和崩解时限。质量检查方法参考实验十七附录部分。

四、实验结果与讨论

1. 辅料流动性考察　将考察结果填入表 19-1。

表 19-1　辅料流动性考察结果

物料	休止角			流动速度		
	1	2	3	1	2	3
可压性淀粉						
微晶纤维素						
结晶性乳糖						

2. 辅料压缩成型性考察　将考察结果填入表 19-2。

采用片剂四用仪测定片剂的硬度。将药片垂直固定在两个横杆中间，活动横杆沿水平方向对片剂径向加压。当药片破碎时，活动横杆停止加压，仪器上显示的压力即为硬度。测 3~6 片，取平均值。分别用硬度、弹性复原率和厚度对压力作图，比较辅料的压缩成型性。

表 19-2　辅料压缩成型性考察结果

辅料		压片压力	片剂硬度	压片时厚度 (H_0)	压片后厚度 (H_t)	弹性复原率
可压性淀粉	1					
	2					
	3					
微晶纤维素	1					
	2					
	3					

3. 辅料的药物容纳量考察　将考察结果填入表 19-3。

表 19-3　辅料的药物容纳量考察结果

阿司匹林用量	粉末流动速度	片剂形状	片剂硬度
5 g			
10 g			
15 g			

4. 片剂的质量检查　将性状、硬度、片重及崩解时限的测定结果填入表 19-4，脆碎度的测定结果填入表 19-5。

表 19-4　性状、硬度、片重及崩解时限的测定结果

编号	性状	硬度 /N	片重 /mg	崩解时限 /min
1				
2				
3				
4				
5				
6				
平均				

表 19-5　脆碎度的测定结果

批号	片数	实验前质量 /g	实验后质量 /g	脆碎度 /%
1				
2				
3				

评价及分析原因：_____

五、思考题

1. 讨论休止角、流动速度和粉末流动性的关系。
2. 讨论弹性复原率和片剂裂片趋势的关系。
3. 比较粉末直接压片和常用制粒压片法的优缺点。

（杜广盛）

实验二十　注射剂的制备与稳定性考察

一、实验目的与要求

1. 掌握注射剂的制备方法及生产过程中的操作要点。
2. 掌握注射剂的稳定化方法。
3. 熟悉注射剂成品质量检查的标准和方法。
4. 熟悉稳定性考察的常用方法。
5. 了解影响注射剂质量的因素。

二、基本概念与实验原理

　　注射剂又称针剂，系指将药物与适宜的溶剂或分散介质制成的供注入体内的溶液、乳状液或混悬液，以及供临用前配制或稀释成溶液或混悬液的粉末或浓溶液的无菌制剂。注射剂由药物、溶剂、附加剂及特制的容器组成。注射剂可直接注入体内，具有起效迅速、可定位给药等特点，是临床上应用最广泛、最重要的剂型之一。注射剂可分为注射液、注射用无菌粉末与注射用浓溶液等，其中供静脉滴注用的大容量注射液（除另有规定外，一般不小于 100 mL，生物制品一般不小于 50 mL）也可称为输液。中药注射剂一般不宜制成混悬液型注射液。乳状液型注射液，不得用于椎管内注射。混悬液型注射液不得用于静脉注射或椎管内注射。注射用无菌粉末系指药物制成的供临用前经适宜的无菌溶液配制成澄清溶液或均匀混悬液的无菌粉末或无菌块状物。可用适宜的注射用溶剂配制后注射，也可用静脉输液配制后静脉滴注。无菌粉末用溶剂结晶法、喷雾干燥法或冷冻干燥法等制得。注射用浓溶液系指药物制成的经临用前稀释，供静脉滴注用的无菌浓溶液。

　　注射剂的处方由主药、溶剂和附加剂组成。注射剂处方中所用的原辅料应从来源及工艺环节进行严格控制并应符合注射剂的质量要求。注射剂所用溶剂应安全无害，并与其他药用成分兼容性良好，不得影响活性成分的疗效和质量，一般分为水性溶剂和非水性溶剂。水性溶剂最常用的为注射用水，也可用 0.9% 氯化钠溶液或其他适宜的水溶液。非水性溶剂常用植物油，主要为注射用的大豆油，其他还有乙醇、丙二醇和聚乙二醇等。配制注射剂时可根据需要加入适宜的附加剂，如渗透压调节剂、增溶剂、助溶剂、抗氧剂、抑菌剂、乳化剂、助悬剂等。所用附加剂应不影响药物疗效，避免对检验产生干扰，使用浓度不得引起毒性或明显的刺激性。注射剂常用的容器有玻璃安瓿、玻璃瓶、塑料安瓿、塑料瓶（袋）、预装式注射器等。

　　注射剂的生产过程包括容器的处理、原料及辅料的准备、配制、灌封、灭菌、质量检查、包装等步骤。注射剂熔封后，一般应根据原料药物性质选用适宜的方法进行灭菌，必须保证制成品无菌。注射剂应采用适宜方法进行容器检漏。溶液型注射液应澄清；除另有规定外，混悬液型注射液中原料药物粒径应控制在 15 μm 以下，含 15 ~ 20 μm（间有个别 20 ~ 50 μm）者，不应超过 10%，若有可见沉淀，振摇时应容易分散均匀。乳状液型注射液，不得有相分离现象；静脉用乳状液型注射液中 90% 的乳滴粒径应在 1 μm 以下，不得有大于 5 μm 的乳滴。除另有规定外，输液应尽可能与血液等渗。在注射剂的生产过程中应尽可能缩短配制时间，防止微生物与热原的污染及原料药物变质。输液的配制过程更应严格控制。制备混悬液型注射液和乳状液型注射液的过程中，要采取必要的措施，保证粒子大小符合质量标准的要求。注射用无菌粉末应按无菌操作制备。必要时注射剂应进行相应的安全性检查，如异常毒性、过敏反应、溶血与凝聚、降压物质等，均应符合要求。

　　稳定是药物制剂的基本要求之一，制剂的分解变质，不仅会使疗效降低，甚至产生毒副作用，因此药物制剂的稳定性对制剂是否安全、有效非常重要。制剂稳定性一般包括化学、物理和生物学三个方面。药物制剂稳定性试验的主要目的是考察制剂在环境因素（如湿度、温度、光线、包装材料等）和处方因素（如辅料、pH、离子强度等）的影响下随时间变化的规律，从而为确定药品的生产、包装、储存、运输条件提供科学依据，同时通过试验建立药品的有效期。稳定性试验主要包括影响因素试验、加速试验与长期试验。影响因素试验一般用 1 批供试品进行；加速试验与长期试验要求用 3 批供试品进行。

三、实验内容

（一）仪器与材料

　　1. **仪器**　烧杯、量筒、电子分析天平、垂熔玻璃漏斗、微孔滤膜（0.22 μm）、安瓿（2 mL）、注射器（2 mL）、注射针头（2 mL）、安瓿熔封仪、pH 计、澄明度检测仪、紫外 – 可见分光光度计等。

　　2. **材料**　维生素 C、碳酸氢钠、亚硫酸氢钠、依地酸二钠、注射用水、二氧化碳、亚甲蓝、丙酮、稀乙酸、淀粉指示液、碘滴定液、硫酸铜等。

（二）实验部分

1. 维生素 C 注射液的制备

（1）处方

维生素 C	52 g
碳酸氢钠	24.2 g
亚硫酸氢钠	2.0 g
依地酸二钠	0.5 g

注射用水　　　　　　　　　　加至 1 000 mL

（2）制备：量取处方量 80% 的注射用水，通入二氧化碳（20～30 min）使其饱和，加入依地酸二钠、维生素 C 使溶解，分次缓缓加入碳酸氢钠，并不断搅拌至无气泡产生，待完全溶解后，加入亚硫酸氢钠，搅拌均匀。调节药液 pH 至 5.8～6.2，最后加入经二氧化碳饱和的注射用水至足量。用垂熔玻璃漏斗预滤，再用微孔滤膜精滤，检查滤液可见异物，合格后即可灌封。灌封好的安瓿用 100℃ 沸水灭菌 15 min，灭菌完毕后立即将安瓿放入 1% 亚甲蓝的溶液中，剔除变色安瓿。将合格安瓿洗净，擦干，供质量检查。

（3）质量检查

1）颜色：取本品，用水稀释制成每 1 mL 中含维生素 C 50 mg 的溶液，接紫外 – 可见分光光度法在 420 nm 的波长处测定，吸光度不得过 0.06。

2）装量：取供试品 3 支，将内容物分别用 2 mL 干燥注射器及注射针头抽尽，然后缓慢连续地注入 5 mL 量筒内（不排尽针头中的液体），在室温下检视，每支的装量均不得少于其标示量。

3）pH：应为 5.0～7.0，注意灭菌前后 pH 的变化。

4）可见异物：取供试品，擦净容器外壁，使用澄明度检测仪，在明视距离（指供试品至人眼的清晰观测距离，通常为 25 cm），手持 2 支安瓿颈部，轻轻旋转和翻转（但应避免产生气泡），使药液中可能存在的可见异物悬浮，分别在黑色和白色背景下目视检查，重复观察，总检查时限为 20 s，记录观察到的可见异物形状与数量。

2. 维生素 C 注射液的稳定性考察

（1）维生素 C 的含量测定：精密量取维生素 C 注射液适量（约相当于维生素 C 0.2 g），加水 15 mL 与丙酮 2 mL，摇匀，放置 5 min，加稀乙酸 4 mL 与淀粉指示液 1 mL，用碘滴定液（0.05 mol/L）滴定至溶液显蓝色并持续 30 s 不褪。每 1 mL 碘滴定液（0.05 mol/L）相当于 8.806 mg 的维生素 C。

（2）pH 的影响：按上述制法，通过加入不同量的碳酸氢钠粉末，制备 pH 分别为 4.0、5.0、6.0 和 7.0 的维生素 C 注射液 4 份，每份 100 mL，用微孔滤膜过滤后，灌注于 2 mL 安瓿中，熔封，每个 pH 溶液灌装 6 支。各取 3 支放入 100℃ 水浴中加热 1 h，观察不同时间溶液的颜色变化，并测定加热 1 h 后的药物含量，记录消耗碘液的毫升数，同时测定注射液在 420 nm 波长处的吸光度值。

（3）空气中氧的影响：取制备的 pH 为 6 的维生素 C 注射液 100 mL，分成 3 份。

1）于 2 mL 安瓿灌装 2 mL 药液，熔封，共灌封 6 支。

2）于 2 mL 安瓿灌装 1 mL 药液，熔封，共灌封 6 支。

3）于 2 mL 安瓿灌装 2 mL 药液，通入二氧化碳（约 5 s），立即熔封，共灌封 6 支。

分别标记各样品后，同时放入 100℃ 水浴中加热 1 h。观察不同时间各样品溶液的颜色变化，测定药物含量和注射液的吸光度，考察不同含氧量对维生素 C 稳定性的影响。

（4）抗氧剂的影响：取制备的 pH 为 6 的维生素 C 注射液 100 mL，分成 2 份，每份 50 mL。第 1 份中加入亚硫酸氢钠 0.10 g 使溶解，第 2 份作为对照。将上述两份溶液分别灌于 2 mL 安瓿中，每份 6 支，各取 3 支同时放入 100℃ 水浴中加热 1 h。观察不同时间各样品溶液的颜色变化，测定药物含量和注射液的吸光度，考察抗氧剂对维生素 C 稳定性的影响。

（5）金属离子的影响：取维生素 C 5 g，加入注射用水 40 mL 溶解，用碳酸氢钠粉末调节 pH 至 6.0，定容至 50 mL，制成 10% 的维生素 C 注射液，然后分成 2 份，每份 25 mL。第 1 份中加入 0.000 1 mol/L 的 $CuSO_4$ 溶液 12.5 mL 及 5% 依地酸二钠溶液 2.5 mL，加水至 50 mL；另一份加入 0.000 1 mol/L $CuSO_4$ 溶液 12.5 mL，加水至 50 mL。将上述两份溶液分别灌装于 2 mL 安瓿中，每份 6 支，各取 3 支同时放入 100℃水浴中加热 1 h。观察不同时间各样品溶液的颜色变化，测定药物含量和注射液的吸光度，考察金属离子对维生素 C 稳定性的影响。

【操作注意】①将碳酸氢钠加入维生素 C 溶液时速度要慢，以防止产生大量气泡使溶液溢出，同时要不断搅拌，以防局部碱性过强，造成维生素 C 破坏。②维生素 C 注射液的稳定性易受金属离子影响，除了加入金属离子络合剂，制备过程中还应注意避免使用金属器具。

【注解】①维生素 C，又称抗坏血酸，用于防治维生素 C 缺乏症，促进创伤及骨折愈合、预防冠心病等，临床应用十分广泛。维生素 C 在干燥状态下较稳定，但在潮湿状态或溶液中，其分子结构中的烯二醇结构很快被氧化，生成黄色双酮化合物，虽仍有药效，但会迅速进一步氧化、断裂，生成一系列有色的无效物质。②维生素 C 分子中有烯二醇结构，显强酸性，注射时刺激性大，会产生疼痛，故须加入碳酸氢钠调节 pH，以避免疼痛，并增强本品稳定性。维生素 C 易氧化水解，空气中的氧气、溶液 pH 及金属离子对其稳定性影响较大，因此，处方中加入抗氧剂、pH 调节剂及金属离子络合剂，工艺中采用充惰性气体等措施，可以提高产品的稳定性。

四、实验结果

将维生素 C 注射液的稳定性实验结果填入表 20-1 中。

表 20-1　稳定性实验结果

影响因素	颜色		含量	
	0 h	1 h	0 h	1 h
pH				
空气中氧				
抗氧剂				
金属离子				

五、思考题

1. 分析影响注射剂可见异物的主要因素。
2. 影响维生素 C 氧化的因素有哪些？该如何避免？
3. 制剂稳定性试验的方法有哪些？

附录

1. 装量检查方法　注射液及注射用浓溶液照下述方法检查，应符合规定。

检查法：标示装量为不大于 2 mL 者取供试品 5 支，2 mL 以上至 50 mL 者取供试品 3 支；开启时注意避免损失，将内容物分别用相应体积的干燥注射器及注射针头抽尽，然后注入经标化的量具内（量具的大小应使待测体积至少占其额定体积的 40%），在室温下检视。测定油溶液或混悬液的装量时，应先加温摇匀，再用干燥注射器及注射针头抽尽后，同前法操作，放冷，检视，每支的装量均不得少于其标示量。

标示装量为 50 mL 以上的注射液及注射用浓溶液参照最低装量检查法 [《中国药典》（2020 年版）四部通则 0942] 检查，应符合规定。具体要求见表 20-2。

表 20-2　注射液的装量

标示装量 /mL	增加装量 /mL		标示装量 /mL	增加装量 /mL	
	易流动液	黏稠液		易流动液	黏稠液
0.5	0.10	0.12	10	0.50	0.70
1	0.10	0.15	20	0.60	0.90
2	0.15	0.25	50	1.0	1.5
5	0.30	0.50			

2. 装量差异检查方法　除另有规定外，注射用无菌粉末照下述方法检查，应符合规定。

检查法：取供试品 5 瓶（支），除去标签、铝盖。容器外壁用乙醇擦净，干燥，开启时注意避免玻璃屑等异物落入容器中，分别迅速精密称定，倾出内容物，容器用水或乙醇洗净，在适宜条件下干燥后，再分别精密称定每一容器的重量，求出每瓶（支）的装量与平均装量。每瓶（支）装量与平均装量相比较，应符合下列要求，如有 1 瓶（支）不符合规定，应另取 10 瓶（支）复试，应符合规定。具体要求见表 20-3。

表 20-3　注射用无菌粉末的装量差异

平均装量	装量差异限度
0.05 g 及 0.05 g 以下	±15%
0.05 g 以上至 0.15 g	±10%
0.15 g 以上至 0.50 g	±7%
0.50 g 以上	±5%

凡规定检查含量均匀度的注射用无菌粉末，一般不再进行装量差异检查。

3. 可见异物检查（灯检法）　灯检法应在暗室中进行。

（1）检查人员：远距离和近距离视力测验均应为 4.9 或 4.9 以上（矫正后视力应为

5.0 或 5.0 以上），无色盲。

（2）检查法：溶液型、乳状液型及混悬液型制剂，除另有规定外，取供试品 20 支（瓶），除去容器标签，擦净容器外壁，必要时将药液转移至洁净透明的适宜容器内。置供试品于遮光板边缘处，在明视距离，分别在黑色和白色背景下，手持供试品颈部轻轻旋转和翻转容器使药液中可能存在的可见异物悬浮（但应避免产生气泡），轻轻翻摇后即用目检视，重复 3 次，总时限为 20 s。供试品装量每支（瓶）在 10 mL 及 10 mL 以下的每次检查可手持 2 支（瓶）。

（3）结果判定：各类注射剂、液体型眼用制剂在静置一定时间后轻轻旋转时均不得检出烟雾状微粒柱，且不得检出金属屑、玻璃屑、长度或最大粒径超过 2 mm 的纤维和块状物等明显可见异物。微细可见异物（如点状物、2 mm 以下的短纤维和块状物等）如有检出，除另有规定外，应分别符合下列规定。

溶液型静脉用注射液、注射用浓溶液 20 支（瓶）检查的供试品中，均不得检出明显可见异物。如检出微细可见异物的供试品仅有 1 支（瓶），应另取 20 支（瓶）同法复试，均不得检出。

溶液型非静脉用注射液被检查的 20 支（瓶）供试品中，均不得检出明显可见异物。如检出有微细可见异物，应另取 20 支（瓶）同法复试。初、复试的供试品中，检出微细可见异物的供试品均不得超过 2 支（瓶）。

（何　宁）

实验二十一　滴眼剂的制备

一、实验目的

1. 掌握滴眼剂的制备方法和质量要求。
2. 熟悉滴眼剂的处方设计。
3. 了解无菌操作法及无菌操作柜的使用方法。

二、实验原理

滴眼剂（eye drops）是指由原料药物与适宜辅料制成的供滴入眼内的无菌液体制剂，可为溶液、混悬液或乳状液。一般对眼部起杀菌、消炎、润滑、缩瞳、收敛、局部麻醉或保护等作用。由于眼部组织具有柔嫩、敏感等特点，因此滴眼剂对渗透压、pH、无菌和可见异物等都有严格的要求，与注射液类似。除另有规定外，滴眼剂应与泪液等渗。在主药稳定的前提下，其 pH 应尽可能接近生理 pH。pH 一般采用磷酸盐缓冲液、硼酸盐缓冲液来调节，选择缓冲液时需重点关注其与主药的配伍禁忌。为防止使用过程中微生物污染，多剂量滴眼剂常需加入适量抑菌剂，抑菌剂需要根据主药的性质、滴眼剂 pH 情况和所在环境中的抑菌效率进行选择，如硝酸苯汞、硫柳汞、尼泊金类等。对眼外科手术或外伤治疗的滴眼剂不得添加抑菌剂，需进行无菌检查，应符合规定。溶液型滴眼剂必须澄清、无颗粒物，混悬型滴眼液中药物必须微粉化，大于 50 μm 的颗粒≤2 个，且不得检出 > 90 μm 的粒子，且沉降体积比应不低于 0.90。

对热稳定药物，其滴眼剂的制备流程为：容器及附件处理→配液→灭菌→灌装→质量检查→滴眼剂。对热不稳定的药物，需采用无菌法操作。

三、实验内容

（一）仪器与材料

1. **仪器**　微孔滤膜过滤器、滴眼剂瓶、无菌操作柜、研钵、烧杯、200 目尼龙筛、量筒、移液管、电子分析天平、玻璃棒、试管、纱布、垂熔玻璃漏斗、漏斗、铁架台、恒温水浴锅、电炉、磁力搅拌器、pH 计、澄明度检测仪、激光粒度分析仪等。

2. **材料**　氯霉素、硝酸毛果芸香碱、硫酸锌、醋酸氢化可的松（微晶）、硼酸、硼砂、尼泊金乙酯、无水磷酸二氢钠、无水磷酸氢二钠、硫柳汞、聚山梨酯 –80、硝酸苯汞、羧甲基纤维素钠、灭菌注射用水等。

（二）实验部分

1. 硫酸锌滴眼液的制备

（1）处方

硫酸锌	0.5 g
硼酸	0.88 g
灭菌注射用水	加至 100 mL

（2）制备：称取处方量硼酸溶于 90 mL 煮沸的灭菌注射用水中，待冷至 40~60℃，再加入处方量的硫酸锌搅拌溶解，补加灭菌注射用水至全量即 100 mL，混匀，放冷，用经灭菌处理的 0.22 μm 微孔滤膜过滤至澄明，无菌分装，即得。

（3）质量检查

1）外观性状：无色澄明液体。

2）pH：应为 4.7~5.2。

3）异物：无可见异物。

【用途】本品有收敛作用，可治疗慢性结膜炎及眦部睑缘炎、慢性卡他性结膜炎、春季结膜炎和沙眼等。对结膜炎伴有奇痒者有止痒作用。

【操作注意】本实验采用无菌过滤法除菌，微孔滤膜使用前应灭菌，药液可不再灭菌。另可采用 100℃流通蒸汽灭菌 30 min，经无菌分装制得。

【注解】硫酸锌在中性及碱性条件下易生成氢氧化锌沉淀，且硫酸锌可与磷酸盐、硼酸盐相互作用产生磷酸锌、碱性硼酸锌沉淀，故本处方使用硼酸调节溶液呈弱酸性。

2. 氯霉素滴眼液的制备

（1）处方

氯霉素	0.25 g
硼砂	0.03 g

硼酸	1.90 g
尼泊金乙酯	0.03 g
灭菌注射用水	加至 100 mL

（2）制备：取约 90 mL 灭菌注射用水加热至沸腾，加入处方量的硼酸和硼砂搅拌溶解，待冷至 60℃时加入氯霉素和尼泊金乙酯溶解，补加注射用水至全量即 100 mL，用 0.22 μm 微孔滤膜过滤至澄明，滤液灌封于洁净的输液瓶中，用 100℃流通蒸汽灭菌 30 min，无菌分装，即得。

（3）质量检查

1）外观性状：无色至微黄绿色的澄明液体。

2）pH：应为 6.0 ~ 7.0。

3）异物：无可见异物。

【用途】本品用于治疗急慢性结膜炎、沙眼、角膜炎和眼睑缘炎等。

【操作注意】配制时用热注射用水先溶解硼酸、硼砂制备成硼酸盐缓冲液，再加入氯霉素，可加速其溶解，并增加它的稳定性。

【注解】①氯霉素在 25℃的水中微溶，在弱酸性或中性溶液中对热较为稳定，在强酸或强碱溶液中容易降解失效，其在 pH 6.0 时最稳定，因此需选用缓冲液来调节 pH。因磷酸盐、乙酸盐和枸橼酸盐均可催化水解氯霉素，故选择硼酸盐缓冲液。②氯霉素滴眼液在高温条件稳定性不佳，降解量随温度升高而递增，因此宜采用温度稍低的 100℃流通蒸汽灭菌，而不用 115℃高压灭菌。

3. 硝酸毛果芸香碱滴眼液的制备

（1）处方

硝酸毛果芸香碱	1 g
无水磷酸二氢钠	0.56 g
无水磷酸氢二钠	0.285 g
硫柳汞	0.02 g
注射用水	加至 100 mL

（2）制备：称取处方量的无水磷酸二氢钠、无水磷酸氢二钠，加入适量注射用水中制成缓冲液；另称取处方量的硝酸毛果芸香碱、硫柳汞先后加至适量注射用水中，搅拌溶解；合并上述两种溶液，补加注射用水至全量即 100 mL，用 0.22 μm 微孔滤膜过滤至澄明，滤液灌封于洁净的输液瓶中，用 100℃流通蒸汽灭菌 30 min，无菌分装，即得。

（3）质量检查

1）外观性状：无色澄明液体。

2）pH：应为 4.0 ~ 6.0。

3）异物：无可见异物。

【用途】本品用于治疗青光眼，可用本品滴眼缩瞳以抵消睫状肌麻痹剂或扩瞳药的作用。

【操作注意】①硝酸毛果芸香碱在缓冲液中溶解速率较慢，所以应先溶解至注射用水中再与缓冲液混合。②毛果芸香碱内酯环易水解、开环，生成毛果芸香酸，尤其在碱性溶液中不稳定，故用磷酸盐缓冲液调节制剂为酸性，增强主药的稳定性。

【注解】处方中硫柳汞为防腐剂。

4. 醋酸氢化可的松滴眼液的制备

（1）处方

醋酸氢化可的松（微晶）	0.5 g
硼酸	2.0 g
聚山梨酯 -80	0.08 g
硝酸苯汞	0.002 g
羧甲基纤维素钠	0.2 g
注射用水	加至 100 mL

（2）制备：称取处方量的硝酸苯汞溶于 50 mL 的热注射用水中，并保温在 40 ~ 50℃，先后加入硼酸、聚山梨酯 -80，搅拌溶解，G3 垂熔玻璃漏斗过滤，待用；另称取处方量的羧甲基纤维素钠溶于 30 mL 注射用水中，200 目尼龙筛过滤，然后加热保温在 80 ~ 90℃，加入处方量的醋酸氢化可的松（微晶），搅匀，保温 30 min，冷却至 40 ~ 50℃，待用；将上述两种溶液合并，补加注射用水至全量即 100 mL，200 目尼龙筛过滤 2 次，滤液灌封于洁净的输液瓶中，用 100℃流通蒸汽灭菌 30 min，无菌分装即得。

（3）质量检查

1）外观性状：微细颗粒的混悬液，静置后颗粒下沉，振摇后为均匀的乳白色混悬液。

2）pH：应为 4.5 ~ 7.0。

3）粒度检查。

【用途】本品主要用于过敏性结膜炎的治疗。

【操作注意】醋酸氢化可的松（微晶）的粒径应在 5 ~ 20 μm，过大易产生刺激性，甚至会损伤角膜。灭菌前后应检查有无结块。

【注解】①羧甲基纤维素钠为阴离子助悬剂，与阳离子型表面活性剂有配伍禁忌，故本处方选择非离子型表面活性剂聚山梨酯 -80。②因磷酸盐、硼酸盐、氯化钠等无机盐能使羧甲基纤维素钠的溶解度下降，促使本制剂结块沉降，因而选用硼酸作为 pH 调节剂和等渗调节剂。

四、实验结果与讨论

1. **观察与记录**　观察各滴眼剂成品的外观性状，并进行质量检查，将实验结果记录于表 21-1 中。

2. **讨论**　讨论各滴眼剂制备结果有何不同。

表 21-1　不同滴眼剂的外观性状及质量检查结果

滴眼剂	外观性状	可见异物 / 粒度	pH
硫酸锌滴眼液			
氯霉素滴眼液			
硝酸毛果芸香碱滴眼液			
醋酸氢化可的松滴眼液			

五、思考题

1. 滴眼剂中选择灭菌方法时应考虑哪些问题？
2. 滴眼剂为何要有适当的 pH 和渗透压？调节 pH 和渗透压时应注意哪些方面？
3. 滴眼剂有哪些新剂型？各种新剂型的特点有哪些？

附录

1. **可见异物的检查方法**　参照《中国药典》（2020 年版）四部通则 0904 可见异物检查法中滴眼剂项下的方法检查，应符合规定。
2. **pH 的测定方法**　参照《中国药典》（2020 年版）四部通则 0631 pH 值测定法进行，应符合规定。测定 pH 应对 pH 计进行校正。
3. **粒度检查**　除另有规定外，混悬液型眼用制剂应参照《中国药典》（2020 年版）三部 0105 眼用制剂进行，粒度应符合规定。

（张金洁）

实验二十二　流浸膏剂的制备

一、实验目的与要求

1. 掌握流浸膏的制备方法及操作要点。
2. 熟悉浸渍法、渗漉法等浸出方法的操作方法及操作注意事项。

二、基本概念与实验原理

流浸膏是药剂学领域中常见的制剂，通过将药材用适宜的溶剂提取，然后蒸发部分溶剂，最终调整浓度至规定标准而制成。通常情况下，每毫升流浸膏相当于 1 g 原始药材。常用的溶剂包括不同浓度的乙醇，而成品流浸膏至少含有 20% 的乙醇。如果以水为溶剂，最终的流浸膏成品中也需要添加 20%～25% 乙醇作为防腐剂，以便于储存。

流浸膏的制备有渗漉法、浸渍法和煎煮法等。其中最常用的是渗漉法，工艺流程为：药材粉碎→润湿→装桶→排气→浸渍→渗漉→收集渗漉液。采用渗漉法制备流浸膏，收集渗漉液应先收集药材量85%的初漉液，另器保存，继续渗漉，收集药材量3～4倍的续漉液。续漉液回收乙醇，低温浓缩至稠膏状，与初漉液合并，搅匀，调整至规定的标准，静置24 h以上，滤清，即得。

药材粉碎度应适宜，以利于有效成分的浸出，若过粗，有效成分浸提不完全，过细则渗漉、过滤等处理较困难。装筒前药材应润湿，使其充分膨胀；装筒时应将药粉分次加入，层层铺平，松紧一致；装溶剂时应排除筒内气泡，避免冲动粉柱，使提取不完全。

三、实验内容

（一）仪器与材料

1. 仪器　渗漉筒、量筒、移液管、电子分析天平、玻璃棒、试管、纱布、漏斗、滤纸、铁架台、恒温水浴锅、电炉、pH计、旋转蒸发仪等。

2. 材料　远志（中粉）、桔梗、浓氨溶液、乙醇、蒸馏水等。

（二）实验部分

1. 远志流浸膏的制备

（1）处方

远志（中粉）	100 g
浓氨溶液	适量
60%乙醇	加至100 mL

（2）制备：取远志，按渗漉法制备。用60%乙醇做溶剂，浸渍24 h后，以1～3 mL/min的速度缓慢渗漉，收集初漉液85 mL，另器保存。继续渗漉，使有效成分完全漉出，收集续漉液，在60℃以下浓缩至稠膏状。加入初漉液，混合后滴加浓氨溶液适量使成微碱性，并伴有氨臭，再加60%乙醇稀释成100 mL，静置，滤清，即得。

（3）质量检查：乙醇含量应为38%～48%。

【用途】祛痰药，用于咳痰不爽。

【操作注意】①远志含有酸性皂苷和远志酸，在水溶液中渐渐水解而产生沉淀，因此，加适量氨溶液使成微碱性，以延缓苷的水解，避免产生沉淀。②药材的润湿与浸渍时间应根据药材质地与溶剂种类进行选择，以能使药材充分润湿膨胀为度。③装渗漉筒前，应先用溶剂将药粉湿润。装筒时应注意分次投入，逐层压平，松紧适度，切勿过松、过紧。投料完毕用滤纸或纱布覆盖，加几粒干净碎石以防止药材松动或浮起。加溶剂时宜缓慢并注意使药材间隙不留空气，渗漉速度以1～3 mL/min为宜，脱脂棉不宜过厚。④收集85%初漉液，另器保存。因初滤液有效成分含量较高，应避免加热浓缩而导致成分损失和乙醇浓度改变。⑤收膏时稠度增加，火力应减小，并不断搅拌和捞去泡沫。

【注解】①药材粉碎程度与浸出效率有密切关系，对组织疏松的药材，选用其粗粉浸出即可；对质地坚硬的药材，则可选用中等粉或粗粉。粉末过细可能导致较多量的树胶、鞣质、植物蛋白等黏稠物质浸出，对主要成分的浸出不利，且使浸出液与药渣分离困难，不易滤清使产品浑浊。②收膏稠度视季节、气候而定，但成品不宜含水过多，否则易发霉变质。③若原料中含有油脂，应先脱脂后再进行浸出。④流浸膏剂久置若产生沉淀时，在乙醇和有效成分含量符合各种品种项下规定的情况下，可过滤除去沉淀。

2. 桔梗流浸膏的制备

（1）处方

桔梗	60 g
70% 乙醇	适量
蒸馏水	适量

（2）制备：称取桔梗粗粉，按渗漉法制备，浸渍 48 h，渗漉时控制流速为每分钟 1~3 mL，先收集药材量 85% 的初滤液，另器保存。继续渗漉，待可溶性成分完全漉出，将续滤液在 60℃以下减压蒸馏，回收乙醇浓缩至糖浆状，与初滤液合并，添加适当蒸馏水使成 60 mL，静置数日，即得。

（3）质量检查：乙醇含量应为 50%~60%。

【用途】恶心性祛痰药，用于慢性支气管炎及其他有痰的咳嗽，多与其他药物配成复方使用。

【操作注意】①桔梗流浸膏的稳定性与溶剂的选择、乙醇的浓度、浓缩温度和浸出时间等有关。②药材的润湿与浸渍时间应根据药材质地与溶剂种类进行选择，以能使药材充分润湿膨胀为度。③装渗漉筒前，应先用溶剂将药粉湿润。装筒时应注意分次投入，逐层压平，松紧适度，切勿过松、过紧。投料完毕用滤纸或纱布覆盖，加几粒干净碎石以防止药材松动或浮起。加溶剂时宜缓慢并注意使药材间隙不留空气，渗漉速度以 1~3 mL/min 为宜，脱脂棉不宜过厚。④收集 85% 初滤液，另器保存。因初滤液有效成分含量较高，应避免加热浓缩而导致成分损失和乙醇浓度改变。⑤收膏时稠度增加，火力应减小，并不断搅拌和捞去泡沫。

【注解】①药材粉碎程度与浸出效率有密切关系，对组织疏松的药材，选用其粗粉浸出即可；对质地坚硬的药材，则可选用中等粉或粗粉。粉末过细可能导致较多量的树胶、鞣质、植物蛋白等黏稠物质浸出，对主要成分的浸出不利，且使浸出液与药渣分离困难，不易滤清使产品浑浊。②收膏稠度视季节、气候而定，但成品不宜含水过多，否则易发霉变质。③若原料中含有油脂，应先脱脂后再进行浸出。④流浸膏剂久置若产生沉淀时，在乙醇和有效成分含量符合各种品种项下规定的情况下，可过滤除去沉淀。

四、实验结果与讨论

1. 远志流浸膏为棕色的液体，乙醇含量应为 38%~48%。
2. 桔梗流浸膏为黄棕色液体，气微，味苦、甜。
3. 讨论实验结果。

五、思考题

1. 常用的浸出方法有哪些？各有何特点？
2. 比较浸渍法与渗漉法的异同点，操作中各应注意哪些问题？
3. 渗漉法制备流浸膏为何要收集85%初漉液，另器保存？

附录

渗漉法　渗漉法是一种提取中药有效成分的方法，通过将药材粉末置于渗漉装置中，使溶剂渗透并与药粉接触，在动态条件下进行提取。这种方法适用于制备高浓度浸出制剂以及提取有效成分含量较低的药材，但不适用于新鲜、易膨胀或无明显组织结构的药材。

（石三军）

实验二十三　中药颗粒剂的制备

一、实验目的与要求

1. 掌握颗粒剂的制备方法和操作要点。
2. 熟悉颗粒剂的质量检查方法。
3. 熟悉中药颗粒剂的质量要求和薄层鉴别法。

二、基本概念与实验原理

颗粒剂是药物或药材提取物与适宜的辅料或与药材细粉制成的具有一定粒度的干燥颗粒状制剂。《中国药典》（2020年版）规定的粒度范围是不能通过一号筛与能通过五号筛的总和不得超过15%。颗粒剂可分为可溶颗粒、混悬颗粒、肠溶颗粒和泡腾颗粒，根据释放特性不同还有缓释颗粒等。

混悬颗粒系指难溶性原料药物与适宜辅料混合制成的颗粒剂。临用前加水或其他适宜的液体振摇即可分散成混悬液。除另有规定外，混悬颗粒应进行溶出度检查。

泡腾颗粒系指含有碳酸氢钠和有机酸，遇水可放出大量气体而呈泡腾状的颗粒剂。泡腾颗粒中的原料药物应是易溶性的，加水产生气泡后应能溶解。有机酸一般用枸橼酸、酒石酸等。泡腾颗粒一般不得直接吞服。

肠溶颗粒系指采用肠溶材料包裹颗粒或其他适宜方法制成的颗粒剂。肠溶颗粒耐胃酸而在肠液中释放活性成分或控制药物在肠道内定位释放，可防止药物在胃内分解失效、避免对胃的刺激。肠溶颗粒应进行释放度检查，不得咀嚼。

缓释颗粒系指在规定的释放介质中缓慢地非恒速释放药物的颗粒剂。缓释颗粒应符合缓释制剂的有关要求，并进行释放度检查，不得咀嚼。

可溶颗粒的制备工艺流程一般包括：药材的提取→浓缩→精制→制软材→制颗粒→干燥→整粒→质量检查→包装等。

颗粒剂中药材的提取多用煎煮法，也可用渗漉法、浸渍法及回流法等方法进行提取。提取液的精制以往多采用乙醇沉淀法，目前常采用絮凝沉淀、大孔树脂吸附、微孔滤膜滤过、高速离心等技术去除杂质。

颗粒剂常用的辅料有糖粉、糊精和泡腾崩解剂等。干浸膏粉制颗粒所加辅料用量一般不超过浸膏粉的 2 倍，稠膏制颗粒所加辅料用量一般不超过浸膏量的 5 倍。

三、实验内容

（一）仪器与材料

1. 仪器　烧杯、量筒、移液管、电子分析天平、14 目筛、玻璃棒、试管、纱布、漏斗、铁架台、恒温水浴锅、电炉、磁力搅拌器、pH 计、渗漉筒、旋转蒸发仪、圆底烧瓶、一至五号筛。

2. 材料　板蓝根、柴胡、姜半夏、生姜、大枣、黄芩、甘草、党参、蔗糖、糊精、乙醇、蒸馏水等。

（二）实验部分

1. 板蓝根颗粒

（1）处方

板蓝根	50 g
蔗糖	30 g
糊精	10 g
95% 乙醇	适量

（2）制备：取处方量板蓝根，加约 3 倍量的水浸泡 30 min，煎煮 2 次，第一次 2 h，第二次 1 h，合并煎液，滤过，滤液浓缩至约 50 mL（50 ℃），冷却至室温，加乙醇约 85 mL，使含醇量为 60%，搅匀，静置使沉淀。取上清液，回收乙醇并浓缩至约 10 mL 稠膏状。取稠膏，加入蔗糖和糊精混匀，加入适量 95% 乙醇，边加边搅拌，制成软材。将所得软材过 14 目筛制湿颗粒，湿颗粒于 60 ℃烘箱干燥 30 min 后，将干颗粒分别过一号筛和四号筛整粒，分装成 10 g 每袋，密封即得。

（3）质量检查

1）性状：颗粒应干燥，颗粒均匀，色泽一致，无吸潮、软化、结块、潮解等现象。

2）粒度检查：取本品 5 袋，置药筛内，过筛时，筛保持水平状态，左右往返轻轻筛动，每号筛过筛 3 min，不能通过一号筛和能通过五号筛的颗粒和粉末总和，不得超过 15%。

3）水分：按照烘干法测定，本品含水量不得超过 6.0%。

4）溶化性：取本品 10 g，加热水 200 mL，搅拌 5 min，应全部溶化（允许有轻微浑浊）。

5）干燥失重：除另有规定外，化学药品和生物制品颗粒剂按干燥失重测定法［《中国药典》（2020 年版）四部通则 0831］测定，于 105 ℃干燥（含糖颗粒应在 80 ℃减压干燥）至恒重，减失重量不得超过 2.0%。

6）装量差异：应符合规定。

7）微生物限度：应符合规定。

【用途】清热解毒，凉血利咽。用于肺胃热盛所致的咽喉肿痛、口咽干燥、腮部肿胀；急性扁桃体炎、腮腺炎见上述证候者。

【操作注意】①糊精、蔗糖粉应选用优质干燥品，蔗糖粉碎后应立即使用，对受潮的蔗糖粉、糊精投料前应另行干燥，并过 60 目筛。②湿颗粒制成后应立即干燥。干燥时温度应逐渐上升，一般控制在 60~80℃为宜。③制备颗粒剂的关键是控制软材的质量，制软材的程度以"手握成团，轻压即散"为宜，此种软材压过筛网后，可制成均匀的湿粒，无长条、块状物及细粉。如软材的质量不佳时，可加适当浓度的乙醇调整干湿度。乙醇作为润湿剂，可降低颗粒间的黏性。制颗粒的方法有挤出制粒、湿法混合制粒和喷雾干燥制粒等方法。

2. 小柴胡颗粒的制备

（1）处方

柴胡	150 g
黄芩	56 g
姜半夏	56 g
党参	56 g
生姜	56 g
甘草	56 g
大枣	56 g
70% 乙醇	适量
蔗糖	适量
糊精	适量

（2）制备：取柴胡、黄芩、党参、甘草及大枣五味加水煎煮 2 次，每次 1.5 h，合并煎液，过滤，滤液浓缩至适量。取姜半夏、生姜用 70% 乙醇作溶剂，浸渍 20 h 后进行渗漉，收集渗漉液约 600 mL，回收乙醇，与上述浓缩液合并，浓缩至适量，加入适量蔗糖和糊精，加入适量 70% 乙醇，边加边搅拌，制成软材。将所得软材过 14 目筛制湿颗粒，湿颗粒于 60℃烘箱干燥 30 min 后，将干颗粒分别过一号筛和四号筛整粒，制成 1 000 g 颗粒即得。

（3）质量检查

1）性状：颗粒应干燥，颗粒均匀，色泽一致，无吸潮、软化、结块、潮解等现象。

2）粒度检查：取小柴胡颗粒适量置药筛内，过筛时，筛保持水平状态，左右往返轻轻筛动，每号筛过筛 3 min，不能通过一号筛和能通过五号筛的颗粒和粉末总和，不得超过 15%。

3）水分：按照烘干法测定，本品含水量不得超过 8.0%。

4）溶化性：取本品 10 g，加热水 200 mL，搅拌 5 min，应全部溶化（允许有轻微浑浊）。

5）干燥失重：除另有规定外，颗粒剂照干燥失重测定法［《中国药典》（2020年版）四部通则0831］测定，于105℃干燥（含糖颗粒应在80℃减压干燥）至恒重，减失质量不得超过2.0%。

6）装量差异：应符合规定。

7）微生物限度：应符合规定。

【用途】解表散热，疏肝和胃。用于外感病，邪犯少阳证，症见寒热往来，胸肋苦满、食欲不振、心烦喜呕、口苦咽干。

【操作注意】药材加水煎煮时，第一次加入药材6倍饮用水量，第二次加入药材4倍饮用水量。

【注解】①在板蓝根颗粒中，板蓝根稠膏为主药，糊精和蔗糖为稀释剂。②稠膏黏稠性较大，与辅料混合时应充分搅拌捏合，至色泽均匀。③制粒时用金属筛网更易于制粒。

四、实验结果与讨论

1. 板蓝根颗粒为浅棕黄色至棕褐色的颗粒，味甜、微苦。
2. 小柴胡颗粒为黄色至棕褐色的颗粒，味甜。
3. 实验结果主要包含外观性状、粒度、水分、溶化性、干燥失重及装量差异等，相应记录于表23-1中。并对结果进行讨论。

表23-1　板蓝根颗粒或小柴胡颗粒制备实验结果

检查项目	结果
外观性状	
粒度	
水分	
溶化性	
干燥失重	
装量差异	

五、思考题

1. 制备颗粒剂时应注意哪些问题？
2. 制软材时为何加乙醇？浓缩液中加乙醇精制的目的何在？
3. 结合实验谈谈制软材与湿颗粒的体会。
4. 湿法制粒和干法制粒的区别是什么？
5. 颗粒剂有哪些质量要求？影响成品质量的因素有哪些？

附录

1. 制备颗粒剂时，原料药物与辅料应均匀混合。含药量小或含毒药物的颗粒剂，应根据原料药物的性质采用适宜方法使其分散均匀。

2. 除另有规定外，中药饮片应按各品种规定的方法提取、纯化、浓缩成规定的清膏，采用适宜的方法干燥并制成细粉，加适量辅料或饮片细粉，混匀并制成颗粒；也可将清膏加适量辅料或饮片细粉，混匀并制成颗粒。

3. 处方中若含有芳香挥发性成分或香精，整粒后，一般将芳香挥发性成分或香精溶于适量95%乙醇中，用雾化器喷洒在干颗粒上密封放置适宜时间，再进行分装。湿颗粒制成后，应及时干燥，干燥温度应逐渐上升，一般控制在60~80℃。对于遇光不稳定的原料药物，应遮光操作。

4. 为了防潮、掩盖原料药物的不良气味，也可对颗粒进行包衣。必要时，包衣颗粒应检查残留溶剂。

5. 单剂量包装的颗粒剂按下述方法检查，装量差异应符合规定（表23-2）。检查方法：取供试品10袋（瓶），除去包装，分别精密称定每袋（瓶）内容物的重量，求出每袋（瓶）内容物的装量与平均装量。每袋（瓶）装量与平均装量相比较［凡无含量测定的颗粒剂或有标示装量的颗粒剂，每袋（瓶）应与标示装量比较］，超出装量差异限度的颗粒剂不得多于2袋（瓶），并不得有1袋（瓶）超出装量差异限度1倍。

表23-2　颗粒剂装量差异规定

平均装量或标示装量	装量差异限度
1 g及1 g以下	±10%
1 g以上至1.5 g	±8%
1.5 g以上至6 g	±7%
6 g以上	±5%

（石三军）

实验二十四　中药片剂的制备

一、实验目的与要求

1. 掌握中药片剂制备工艺流程及其操作要点。
2. 熟悉片重差异、崩解时限、硬度等常规质量检查方法。
3. 了解压片机的基本结构及其使用与保养。

二、基本概念与实验原理

中药片剂系药材提取物、药材提取物加药材细粉或药材细粉与适宜辅料混匀压制而成的圆片状或异形片状的制剂。按其原料特性分为提纯片、全粉片、半浸膏片和浸膏片。其外观应完整光洁，色泽均匀，且硬度适宜，重量差异、崩解时限、微生物限度等应符合规定。

中药片剂制备工艺流程一般包括：处方拟定→物料准备→药材处理（洁净、炮制、粉碎、提取、纯化等）→制颗粒（湿法或干法）→干燥→整粒→压片→（包衣）→包装。

中药原料应根据药物所含有效成分的性质进行浸提、分离、精制处理，挥发性或遇热易分解的药物活性成分，在处理过程中应避免高温。含淀粉较多的饮片、贵重药、毒性药、树脂类药及受热有效成分易破坏的饮片，一般粉碎成 100 目左右细粉使用。

制片时原料药与辅料应混合均匀。小剂量或含有剧毒药的片剂，应根据药物性质采用等量递增等方法使药料混合均匀。制颗粒是制备片剂的关键操作，应根据药料的性质选用适宜适量的润湿剂或黏合剂制软材、制颗粒。湿颗粒应选用适宜温度及时干燥，干燥时应循序升温，颗粒不宜铺得过厚，且干燥过程中要经常翻动，并控制水分，以适应制片工艺需要。干燥后的颗粒需再进行过筛整粒，整粒时筛网孔径应与制粒用筛网孔径相同或略小。整粒后加入润滑剂、崩解剂等辅料，混匀，压片。

三、实验内容

（一）仪器与材料

1. 仪器　小型压片机、吹风机、倾斜式包衣锅、搪瓷盘、烧杯、片剂硬度测定仪、手摇筛、烘箱、一号筛、六号筛、电子分析天平、崩解度测定仪、脆碎度测定仪。

2. 材料　延胡索（醋制）、白矾（煅）、海螵蛸（去壳）、蜂蜜、蒸馏水、板蓝根、野菊花、土牛膝、贯众、氯苯那敏、滑石粉、金银花、黄芩、穿心莲、溪黄草、苦木、乙醇、淀粉、硬脂酸镁。

（二）实验部分

1. 安胃片的制备

（1）处方

延胡索（醋制）	6.3 g
白矾（煅）	25 g
海螵蛸（去壳）	18.7 g
蜂蜜	12.5 g

（2）制备：将以上三味药材，粉碎成细粉，过六号筛，混匀，加入蜂蜜及适量蒸馏水制软材，挤压过筛制湿颗粒，干燥，整粒，压制成 100 片，即得。

（3）质量检查：应按照《中国药典》（2020 年版）进行常规质量检查，确保其质量合格。

1）外观检查：应光洁美观，边缘完整，色泽一致，无斑点异物。

2）重量差异：超出重量差异限度的不得多于 2 片，并不得有 1 片超出限度的一倍。

3）崩解时限：应在规定时间内全部崩解。如有 1 片不能完全崩解，应另取 6 片加挡板复试，均应符合规定。如果供试品黏附挡板，应另取 6 片，不加挡板按上述方法操作，均应符合规定。

4）硬度：取样品 6 片，用硬度计或四用测定仪测定片剂的破碎（抗张）强度，其平均值应在 2～10 kg/cm^2。

5）脆碎度：取样品 20 片，用吹风机吹去片剂脱落的粉末，用电子分析天平精密称重，置脆碎度测定仪圆筒中，以 25 次 / 分的转速转动 100 次。取出，用吹风机吹去脱落的粉末，精密称重，减失重量不得超过 1%，且不得检出断裂、龟裂及粉碎的片。

6）其他：其他应符合《中国药典》（2020 年版）附录片剂项下有关规定。

【用途】行气活血，制酸止痛。用于气滞血瘀所致的胃脘刺痛、吞酸嗳气、脘闷不舒；胃及十二指肠溃疡、慢性胃炎见上述证候者。

【操作注意】①制粒操作是片剂制备的关键工序，所用筛网通常需要视片重而定。因为压片时，若小片用大颗粒，则片重差异大。一般片重 0.5 g 或 0.5 g 以上，选用 14～16 目筛；片重 0.3～0.5 g 选用 16～18 目筛；片重 0.1～0.3 g，选用 18～22 目筛。②颗粒干燥的程度一般凭经验掌握，含水量以 3%～5% 为宜。含水量过高会产生黏冲现象；含水量过低易出现顶裂现象。③整粒一般选用与制湿颗粒时相同或稍小目数的筛网。④压片时要根据片重大小选用适宜的冲模安装到压片机上。一般片重 0.1 g 左右选用直径为 6 mm 的冲头模具；0.2～0.3 g 用 8 mm；0.3～0.4 g 用 10 mm；0.5 g 左右用 12 mm。

【注解】①本方中延胡索祛痛，白矾止血，海螵蛸制酸，蜂蜜和中，诸药相合，共奏行气活血、制酸止痛之功，用以治疗胃、十二指肠溃疡及慢性胃炎，疗效甚佳。②延胡索生物碱与乙酸生成易溶于水的生物碱乙酸盐，易于吸收，增强止痛效果。白矾是含有 12 个结晶水的硫酸铝钾，不易粉碎，采用明火煅白矾成为无水硫酸铝钾，质轻泡易粉碎。去壳海螵蛸因其主要含碳酸钙亦易粉碎。③本片属中药片剂中的全粉片，方中三味药均以细粉入药，药粉粉性强、黏性差，以蜂蜜作黏合剂，所用蜂蜜须炼制，使黏性增强，并去除杂质。

2. 银黄片的制备

（1）处方

金银花提取物	100 g
黄芩提取物	40 g
淀粉	160 g
硬脂酸镁	5 g

（2）制备：取金银花提取物、黄芩提取物、淀粉混匀，以 75% 乙醇溶液制软材，挤压过 20 目筛网，制湿颗粒，干燥，整粒，加入硬脂酸镁混匀，压片（0.3 g/ 片），即得。

（3）质量检查：应按照《中国药典》（2020 年版）进行常规质量检查，确保其质量合格。

1）外观检查：应光洁美观，边缘完整，色泽一致，无斑点异物。

2）重量差异：超出重量差异限度的不得多于 2 片，并不得有 1 片超出限度的一倍。

3）崩解时限：应在规定时间内全部崩解。如有 1 片不能完全崩解，应另取 6 片加挡板复试，均应符合规定。如果供试品黏附挡板，应另取 6 片，不加挡板按上述方法操作，均应符合规定。

4）硬度：取样品 6 片，用硬度计或四用测定仪测定片剂的破碎（抗张）强度，其平均值应在 2 ~ 10 kg/cm^2。

5）脆碎度：取样品 20 片，用吹风机吹去片剂脱落的粉末，用电子分析天平精密称量，置脆碎度测定仪圆筒中，以 25 次 / 分的转速转动 100 次。取出，用吹风机吹去脱落的粉末，精密称重，减失质量不得超过 1%，且不得检出断裂、龟裂及粉碎的片。

6）其他：其他应符合《中国药典》（2020 年版）附录片剂项下有关规定。

【用途】清热疏风，利咽解毒。用于外感风热、肺胃热盛所致的咽干、咽痛、喉核肿大、口渴、发热；急慢性扁桃体炎、急慢性咽炎、上呼吸道感染见上述证候者。

【操作注意】本工艺以较高浓度乙醇作为润湿剂制备软材，操作时应迅速混合，均匀分散，立即制粒，迅速干燥，以免乙醇挥发而使软材结团或使已制得的颗粒变形。

【注解】①方中金银花清热解毒，轻清透表，为主药。辅以黄芩清解上焦热毒。其中金银花含绿原酸、异绿原酸，黄芩含黄芩苷、黄芩素，均具有抗菌、消炎作用。两药合用，共奏清热解毒、透表祛邪之功。②本片属中药片剂中的提纯片。淀粉在本方中兼有崩解剂和稀释剂作用。若改用羧甲基淀粉钠可缩短本品崩解时间。

3. 感冒片的制备

（1）处方

板蓝根	250 g（粉料 30 g，膏料 220 g）
野菊花	125 g（粉料 50 g，膏料 75 g）
土牛膝	125 g（膏料）
贯众	125 g（膏料）
氯苯那敏	125 mg（粉料）
滑石粉	适量

（2）制备

1）粉料：取板蓝根 40 g、野菊花 70 g，粉碎过六号筛。分别取板蓝根粉 30 g、野菊花粉 50 g，另放备用。

2）膏料：取土牛膝 125 g、贯众 125 g 与剩余板蓝根和野菊花（含粉料剩余部分细粉），加 6 倍量水煮沸 30 min，过滤，药渣再加 4 倍量水煮沸 30 min，过滤，合并滤液，浓缩至约 200 mL。

3）醇处理：根据稠液体积，加入乙醇，使含醇量达 70%，冷藏静置 24 h 以上。

4）浓缩收膏：虹吸上清液，下层液抽滤，合并，药液减压回收乙醇至小体积，移至蒸发皿中，于水浴上继续浓缩至约 70 g 得热浸膏。

5）混合物料：将氯苯那敏研细过六号筛，取研细过筛后的氯苯那敏粉 125 mg 与板蓝根粉、野菊花粉混合均匀。

6）制颗粒：将粉料置搪瓷盘内，加入热浸膏迅速拌匀，制成软材，于一号筛上挤出制粒，颗粒摊于搪瓷盘内，置烘箱内60~70℃烘干。

7）压片：按干颗粒质量加入3%的滑石粉，混匀，整理，用小型压片机压片，即得。

（3）质量检查：应按照《中国药典》（2020年版）进行常规质量检查，确保其质量合格。

1）外观检查：应光洁美观，边缘完整，色泽一致，无斑点异物。

2）重量差异：超出重量差异限度的不得多于2片，并不得有1片超出限度的一倍。

3）崩解时限：应在规定时间内全部崩解。如有1片不能完全崩解，应另取6片加挡板复试，均应符合规定。如果供试品黏附挡板，应另取6片，不加挡板按上述方法操作，均应符合规定。

4）硬度：取样品6片，用硬度计或四用测定仪测定片剂的破碎（抗张）强度，其平均值应在2~10 kg/cm^2。

5）脆碎度：取样品20片，用吹风机吹去片剂脱落的粉末，用电子分析天平精密称量，置脆碎度测定仪圆筒中，以25次/分的转速转动100次。取出，用吹风机吹去脱落的粉末，精密称量，减失质量不得超过1%，且不得检出断裂、龟裂及粉碎的片。

6）其他：其他应符合《中国药典》（2020年版）附录片剂项下有关规定。

【用途】清热解毒。用于感冒初起，恶寒发热、头痛鼻塞、咽喉肿痛等。

【操作注意】本片属中药片剂中的半浸膏片，制备时可按方中药材出膏率和出粉率，调整膏料与粉料的用量比例。

【注解】本片为中药、西药复方感冒制剂，方中板蓝根、野菊花、土牛膝、贯众共奏疏风散热、清热解毒、凉血利咽之功，辅以抗组胺药氯苯那敏缓解流泪、打喷嚏、流涕等感冒症状。

4. 消炎利胆片的制备

（1）处方

穿心莲	868 g
溪黄草	868 g
苦木	868 g

（2）制备：将穿心莲、苦木用80%~85%乙醇加热提取滤液2次，每次2 h，滤液合并，回收乙醇并浓缩成稠膏；将溪黄草加水煎煮2次，煎液滤过，滤液合并，浓缩至相对密度为1.20~1.25（55~60℃），加5倍量70%乙醇，搅匀，静置24 h，过滤，滤液回收乙醇并浓缩至适量，与上述稠膏合并，混匀，干燥，加适量辅料，混匀，制成颗粒，干燥，用小型压片机压制成500片，包糖衣或薄膜衣，即得。

（3）质量检查：应按照《中国药典》（2020年版）进行常规质量检查，确保其质量合格。

1）外观检查：应光洁美观，边缘完整，色泽一致，无斑点异物。

2）重量差异：超出重量差异限度的不得多于2片，并不得有1片超出限度的一倍。

3）崩解时限：应在规定时间内全部崩解。如有1片不能完全崩解，应另取6片加挡板复试，均应符合规定。如果供试品黏附挡板，应另取6片，不加挡板按上述方法操作，均应符合规定。

4）硬度：取样品 6 片，用硬度计或四用测定仪测定片剂的破碎（抗张）强度，其平均值应在 $2 \sim 10\,\text{kg/cm}^2$。

5）脆碎度：取样品 20 片，用吹风机吹去片剂脱落的粉末，用电子分析天平精密称量，置脆碎度测定仪圆筒中，以 25 次 / 分的转速转动 100 次。取出，用吹风机吹去脱落的粉末，精密称量，减失质量不得超过 1%，且不得检出断裂、龟裂及粉碎的片。

6）其他：其他应符合《中国药典》（2020 年版）附录片剂项下有关规定。

【用途】清热，祛湿，利胆。用于肝胆湿热所致的胁痛、口苦；急性胆囊炎、胆管炎见上述症候者。

【操作注意】本片属中药片剂中的浸膏片。根据药材中有效成分的性质，穿心莲、苦木采用回流提取法，溪黄草采用水提醇沉法，分别制得稠膏，合并，干燥得干浸膏粉，加辅料，制粒。

【注解】方中溪黄草药性苦寒，清热利湿退黄，为君药。穿心莲苦寒，清热解毒，燥湿消肿；苦木苦寒，有小毒，能清热祛湿解毒，为臣药。三药合用，共奏清热、祛湿、利胆之功。

四、实验结果与讨论

将片剂的外观性状、硬度、崩解时限、重量差异及脆碎度的测定结果，分别记录于表 24-1、24-2、24-3，并分析讨论实验结果，总结出影响片剂质量的因素。

表 24-1　片剂的性状、硬度及崩解时限测定结果

编号	性状	硬度（N）	崩解时限（min）
1			
2			
3			
4			
5			
6			
平均			

表 24-2　片剂的重量差异测定结果

编号	20片总重（g）	平均片重（g）	每片片重（g）	限度范围
1				
2				
3				
4				

续表

编号	20 片总重（g）	平均片重（g）	每片片重（g）	限度范围
5				
6				
7				
8				
9				
10				
11				
12				
13				
14				
15				
16				
17				
18				
19				
20				

表 24-3　片剂的脆碎度测定结果

批号	片数	实验前重量 (g)	实验后重量 (g)	脆碎度 (%)
1				
2				
3				

五、思考题

1. 中、西药片剂的制粒方法各有哪些？有何异同点？

2. 片剂常用的辅料有哪些？并指出银黄片中各辅料的作用。

3. 测定片重差异、崩解时限、硬度各有何意义？试分析影响片剂的片重差异、崩解时限、硬度的因素有哪些。

4. 穿心莲、苦木为何需用 80%～85% 浓度的乙醇提取？

（郭　玲）

e 数字资源详见　新形态教材网

拓展阅读　　思政元素　　操作视频

第 三 章
新型药剂学实验

近年来，随着制药行业的快速发展和科学技术的进步，特别是高分子材料学、分子药理学、生物药物分析学、细胞生物学以及系统工程学等学科的发展，药物新剂型及制剂新技术不断涌现，药物剂型和制剂研究已全面进入药物递送系统时代，缓控释制剂、透皮给药系统、靶向制剂、大分子药物递送系统及基因递送系统已成为制剂研究的主流。这些新剂型相较于常规剂型可显著提高疾病的治疗效果，降低药物的毒副作用。因此，本章实验内容将重点涉及制剂中的脂质体、固体脂质纳米粒、微球、微囊、纳米乳、包合物以及固体分散体等常见的制剂新技术，以及静脉注射用脂肪乳、小丸和骨架缓释片等新型给药系统。通过本章的实验，将学习到制剂新技术和新剂型的主要特点及其在现代制剂中的主要应用。

实验二十五　亲水凝胶骨架缓释片的制备与释放度测定

一、实验目的与要求

1. 掌握常用亲水凝胶骨架缓释片的类型与缓释原理。
2. 熟悉常用亲水凝胶骨架缓释片的材料。
3. 熟悉常用亲水凝胶骨架缓释片的制备方法和质量评价方法。

二、基本概念与实验原理

骨架缓释片（matrix tablet）是指药物粉末与一种或多种惰性骨架材料，通过压制技术制成的片剂，一般包括亲水凝胶骨架片、不溶性骨架片和生物溶蚀性骨架片等类型。亲水凝胶骨架片是以亲水性聚合物或天然胶类为骨架材料制成的骨架缓释片，其特点是骨架材料遇水或胃肠液后膨胀，形成凝胶屏障进而控制药物释放。

羟丙甲纤维素、黄原胶、卡波姆和聚乙烯醇等是目前常见的亲水凝胶骨架材料。同一骨架材料的官能团取代度、平均分子量和分子量分布不同，黏度和水化速率也具有显著差异。

　　亲水凝胶骨架片中药物的释放是药物扩散与骨架溶蚀相结合的过程。药物缓释受骨架材料种类、用量及比例等因素影响。在药物缓释过程中，释放介质首先润湿片剂表面，并形成凝胶层，使片剂表面药物溶出。随后亲水骨架材料吸水膨胀，形成凝胶层，阻滞药物的扩散。随着凝胶层不断水化，片剂骨架逐渐溶蚀，内部不断形成凝胶，水分向片芯渗透导致骨架完全溶蚀，药物完全释放。水溶性药物释药以扩散和骨架溶蚀为主，难溶性药物释药以骨架溶蚀为主。

　　亲水凝胶骨架片的制备包括湿法制粒压片和粉末直接压片。湿法制粒压片可借助制粒改善物料的流动性和可压性，提高物料混合的均匀性，提高含量均匀度。但湿法制粒压片需解决能源消耗大、生产效率较低等问题。粉末直接压片工艺简单，适用于湿热不稳定的药物，虽然有利于片剂生产工艺放大化，但对物料要求较高，需药物与骨架材料有适宜的结晶状态、粒度、可压性及流动性。

　　吲哚美辛是一种传统的非甾体抗炎药，具有强大的镇痛、消炎作用，药效为保泰松的 25 倍，解热作用强于阿司匹林，镇痛作用为阿司匹林的 10 倍。吲哚美辛用于临床治疗已经有半个世纪多的历史，用途广泛。但其半衰期短，引起的消化系统及中枢神经系统不良反应比较严重，将其制成缓释剂型，可减少吲哚美辛的用药次数，稳定血药浓度，从而明显减少不良反应。

三、实验内容

（一）仪器与材料

　　1. **仪器**　80 目筛、旋转式压片机、真空干燥箱、电子分析天平、蒸发皿、超声波清洗仪、量筒、溶出仪、容量瓶、0.45 μm 水性微孔滤膜、紫外 – 可见分光光度计。

　　2. **材料**　吲哚美辛、羟丙甲纤维素（HPMC K4M、HPMC K100 LV）、直压乳糖、蒸馏水、微粉硅胶、硬脂酸镁、无水乙醇、pH 7.2 磷酸盐缓冲液。

（二）实验部分

1. 吲哚美辛骨架缓释片的制备

（1）处方

吲哚美辛	5 g
HPMC K4M	7.5 g
HPMC K100 LV	2.5 g
直压乳糖	15 g
微粉硅胶	0.3 g
硬脂酸镁	0.3 g

（2）制备：将吲哚美辛与辅料分别过 80 目筛，按处方量称取吲哚美辛、HPMC K4M、HPMC K100 LV 和直压乳糖，混合均匀，加入微粉硅胶与硬脂酸镁混匀后，粉末直接压片。

（3）质量检查：骨架缓释片释放度的测定。

1）标准曲线的绘制：精密称取 105℃ 干燥至恒重的吲哚美辛约 50 mg 于 100 mL 容

量瓶中，用少量无水乙醇溶解，加入 pH 7.2 磷酸盐缓冲液定容至刻度，摇匀，精密移取 5 mL，定容于 50 mL 容量瓶中，得到 50 μg/mL 吲哚美辛标准液。再从吲哚美辛标准液中分别吸取 2.0 mL、4.0 mL、6.0 mL、8.0 mL、10.0 mL 置于 10.0 mL 容量瓶中，加磷酸盐缓冲液至刻度，摇匀后静置 5 min，以磷酸盐缓冲液为空白对照，于 320 nm 波长处测定其吸光度，绘制标准曲线。

2）吲哚美辛骨架缓释片释放度的测定：取吲哚美辛骨架缓释片，以磷酸盐缓冲液 500 mL 为溶出介质，温度（37.0 ℃ ± 0.5 ℃），桨法，转速 100 r/min，分别于第 2 h、4 h、6 h、8 h、12 h 与 20 h 时各取溶出杯中溶液 5 mL，经 0.45 μm 微孔滤膜过滤，取续滤液，采用紫外 – 可见分光光度法在 320 nm 的波长处测定吸光度，计算在不同时间的溶出量。注意及时补充相同体积和温度的磷酸盐缓冲液至溶出介质中。本品每片在第 2 h、4 h、6 h、8 h、12 h 与 20 h 时的溶出量应分别为标示量的 15% ~ 30%、30% ~ 50%、40% ~ 65%、50% ~ 80%、70% ~ 90% 和 80% 以上。

2. 处方组成对吲哚美辛骨架缓释片释放度的影响

（1）HPMC 比例对释放度的影响：保持处方中 HPMC K4M 和 HPMC K100 LV 总量不变，考察二者质量比分别为 1∶1、3∶1 和 5∶1 对缓释片释放度的影响。

（2）填充剂用量对释放度的影响：保持处方中其他组分及比例不变，考察直压乳糖处方用量分别为 9 g、15 g 和 21 g 对缓释片释放度的影响。

四、实验结果与讨论

1. 外观形态　观察并记录吲哚美辛骨架缓释片完整度、光泽、色泽均匀度等。

2. 释放度

（1）计算药物在不同时刻的溶出量，绘制释放曲线。

（2）根据不同时间点吲哚美辛骨架缓释片的溶出量，分析吲哚美辛骨架缓释片释放度是否符合规定，并对结果进行讨论。

五、思考题

1. 分析本实验处方中不同组分的作用。
2. 影响骨架缓释片体外释放的因素有哪些？

附录

拓展阅读　常用的缓释骨架材料

（胡海燕）

实验二十六　固体分散体的制备

一、实验目的与要求

1. 掌握固体分散体中溶剂法及熔融法的制备方法。
2. 熟悉固体分散体提高溶出速率的原理和应用。
3. 熟悉固体分散体的鉴定方法。

二、基本概念与实验原理

固体分散体是指药物以分子、胶态、微晶等状态均匀分散在某一固态载体物质中所形成的分散体系。将药物制成固体分散体所采取的制剂技术称为固体分散技术。将药物制成固体分散体有如下作用：增加难溶性药物的溶解度和溶出速率；控制药物释放；掩盖药物不良气味和降低药物刺激性；使液体药物固体化等。近年来，人们用水不溶性材料、肠溶性材料等作为载体制备固体分散体，且利用固体分散技术制备缓控释制剂的研究进入新的发展阶段。按照释药性能，可将固体分散体分为速释型、缓控释型、肠溶型。按药物分散状态可分为低共熔混合物、固体溶液、玻璃溶液或混悬液、共沉淀物，其中药物分别以微晶态、分子态、玻璃态、无定形态分散在载体中。

固体分散体所用的载体材料可分为水溶性载体材料、难溶性载体材料、肠溶性载体材料三大类。水溶性载体材料有聚乙二醇类（PEG）、聚维酮类（PVP）、表面活性剂类、有机酸类、糖类与醇类、纤维素衍生物类；难溶性载体材料有纤维素衍生物类、聚丙烯酸树脂类、脂质类；肠溶型载体材料有纤维素衍生物类、聚丙烯酸树脂类。

固体分散体的制备方法有熔融法、溶剂法、熔融 – 溶剂法等。熔融法是将药物与载体混匀，加热至熔融，将熔融物在剧烈搅拌下迅速冷却成固体。溶剂法又称共沉淀法，是将药物与载体共同溶解在有机溶剂中，蒸去溶剂后，得到药物分散在载体中的共沉淀物。溶剂 – 熔融法是将药物用少量有机溶剂溶解后加入熔融的载体混合，搅拌均匀，冷却固化后得到固体分散体。

固体分散体可采用显微镜、热分析、粉末 X 射线衍射、红外光谱、核磁共振等方法加以鉴别。药物形成固体分散体后，溶解度和溶出速度会发生改变，因此也可以通过测定溶出度和溶出速率以评价固体分散体的质量。

三、实验内容

（一）仪器与材料

1. **仪器**　电子分析天平、刮刀、尼龙筛（60 和 80 目）、研钵、蒸发皿、容量瓶、移液管、烧杯、玻璃板（或不锈钢板）、0.8 μm 微孔滤膜、紫外 – 可见分光光度计、磁力恒温搅拌器、电炉、电子调温加热套、冰箱、智能溶出度测定仪、真空干燥箱、粉碎机。

2. **材料**　磺胺噻唑、黄芩苷、尼群地平、氯雷他定、聚维酮 K30（PVP K30）、聚乙二醇6000（PEG6000）、泊洛沙姆188、95%乙醇、无水乙醇、蒸馏水、浓盐酸，其他试剂均为分析纯。

（二）实验部分

1. 尼群地平固体分散体（共沉淀物）的制备与鉴定

（1）处方

尼群地平	1.0 g
PVP K30	3.0 g

（2）制备

1）尼群地平 –PVP 共沉淀物的制备：取处方量尼群地平于蒸发皿中，加入无水乙醇适量使尼群地平溶解；加入处方量 PVP K30，搅拌使其溶解。在60℃水浴上蒸发乙醇近干，取下蒸发皿，于60℃真空干燥24 h。取出后用研钵研磨粉碎，过80目筛即得。

2）尼群地平 –PVP 物理混合物的制备：取处方量尼群地平、PVP 于蒸发皿内，混合即得。

【操作注意】①在制备共沉淀物时，所加乙醇以能溶解尼群地平和 PVP 为限，过量乙醇不利于共沉淀物的快速结晶和分散。②乙醇的蒸发在60℃水浴中进行，并加以搅拌，可使乙醇快速挥发，有利于药物和载体的快速析出，保证药物的高度分散，否则共沉淀物均匀性差，如有药物结晶析出，将影响所制备的固体分散体的溶出度。

（3）质量检查：共沉淀物的物相鉴定——溶出度的测定。

1）溶出介质的配制：取浓盐酸9 mL，加蒸馏水适量使成1 000 mL，即得0.1 mol/L 盐酸（不含胃蛋白酶的人工胃液）。

2）试验样品：相当于尼群地平30 mg 的原料药、共沉淀物和物理混合物。

3）标准曲线的绘制：取干燥至恒重的尼群地平标准品约20 mg，精密称定并置于200 mL 容量瓶中，加入无水乙醇溶解，定容，摇匀即得约100 μg/mL 的标准品储备液。精密吸取储备液0.6 mL、0.8 mL、1.0 mL、1.2 mL、1.4 mL 和1.6 mL，分别置于10 mL 容量瓶中，分别加入无水乙醇3.4 mL、3.2 mL、3.0 mL、2.8 mL、2.6 mL 和2.4 mL，再加溶出介质定容。以40%乙醇为空白，在237 nm 处测定吸光度，绘制标准曲线。

4）溶出度测定：取上述样品，以0.1 mol/L 盐酸500 mL 为溶出介质，转速1 000 r/min，依法操作，分别在2 min、5 min、10 min、15 min、20 min、30 min 时，取溶液10 mL，用0.8 μm 的微孔滤膜滤过，并同时补入溶出介质10 mL（37℃保温）。精密吸取续滤液6 mL，置于10 mL 容量瓶内，加4 mL 无水乙醇稀释至刻度，摇匀。于237 nm 波长处测定吸光度，按标准曲线方程计算不同时间累积溶出百分量。比较各样品的溶出度。

2. 黄芩苷固体分散体（共熔融物）的制备与鉴定

（1）处方

黄芩苷	0.5 g
PEG6000	4.0 g

（2）制备

1）黄芩苷 –PEG6000 固体分散体的制备：称取黄芩苷0.5 g、PEG6000（必要时粉碎过60或80目筛）4.0 g，置于蒸发皿中，加热熔融，混合均匀。搅拌下，立即倾倒于玻璃板（或不锈钢板）上（下面放冰块），使成薄片，并迅速固化，继续冷却10 min。将产品置于真空干燥箱中，室温干燥数天后，进行粉碎过筛（60或80目筛），保存于干燥器内。

2）黄芩苷–PEG6000物理混合物的制备：称取黄芩苷0.5 g、PEG6000（粉碎过60或80目筛）4.0 g，置于研钵中搅拌混匀，即得。

> **【操作注意】**①为了避免湿气的引入，加热方式建议采用酒精灯在石棉网上加热，或者用加热套加热。其他各操作步骤均应尽量避免湿气的引入，否则不易干燥，难以粉碎。②熔融法通常选择熔点不高的辅料，加热温度应控制在辅料的熔点之上。为了获得可重复的实验数据，一定要控制温度一致。③搅拌速度不宜过快，防止引入空气。④药物在载体中的分散时间将影响药物的分散状态与分散程度，进而将影响药物的溶出。搅拌时间过短可能导致药物分散不均匀，但搅拌时间也并非越长越好。⑤固体分散体粉碎过筛的目数（60或80目）应与物理混合物中所用的PEG6000粉体的目数一致，并且物理混合均匀后再过同样目数的筛。

（3）质量检查：共熔融物的物相鉴定——溶出度的测定

1）溶出介质的配制：取浓盐酸9 mL，加蒸馏水适量使成1 000 mL，即得0.1 mol/L盐酸（不含胃蛋白酶的人工胃液）。

2）50%乙醇溶液的配制：采用量筒量取50 mL上述人工胃液置于100 mL量瓶中，无水乙醇稀释至刻度，混匀即得。

3）试验样品：相当于黄芩苷100 mg的原料药、共熔融物和物理混合物。

4）标准曲线的绘制：取干燥至恒重的黄芩苷标准品约10 mg，精密称定并置于100 mL容量瓶中，加入50%乙醇60～70 mL，超声处理约20 s至药物完全溶解，冷却至室温后，用50%乙醇稀释至刻度，混匀，即得约100 μg/ml的标准品储备液。精密吸取储备液0.2 mL、0.4 mL、0.6 mL、0.8 mL和1.0 mL，分别置于10 mL容量瓶中，用50%乙醇稀释至刻度，混匀，于277 nm处测定吸光度，绘制标准曲线。

5）溶出度测定：量取人工胃液900 mL置于溶出杯中，预热并保持37℃±0.5℃。精密称取各待测样品置于溶出杯内，搅拌桨转速约为100 r/min，于5 min、10 min、15 min、20 min、30 min、40 min、50 min和60 min取样，每次取约10 mL（随时补加同温介质约10 mL），再用0.8 μm的微孔滤膜过滤，弃去初滤液，精密量取续滤液5.0 mL，置于10 mL容量瓶中，冷却至室温，用无水乙醇稀释至刻度，混匀，从中精密移取2 mL置于容量瓶中，用上述50%乙醇溶液稀释至刻度，混匀后于277 nm处测定其吸光度，计算累计溶出百分率，并对时间作图，绘制溶出曲线。

3. 氯雷他定固体分散体（共熔融物）的制备与鉴定

（1）处方

氯雷他定	2.0 g
泊洛沙姆188	4.0 g

（2）制备

1）氯雷他定–泊洛沙姆188固体分散体的制备：取处方量泊洛沙姆188于蒸发皿

中，将其置于 80℃水浴中加热，待泊洛沙姆 188 完全熔化后，加入处方量的氯雷他定，搅拌 30 min 直至氯雷他定颗粒完全消失，迅速将蒸发皿转移至 –20℃的冰箱固化 40 min 后取出，于真空干燥箱中干燥 48 h，将其粉碎，过 40 目筛，即得固体分散体。

2）氯雷他定 – 泊洛沙姆 188 物理混合物的制备：取处方量氯雷他定、泊洛沙姆 188 于蒸发皿内，混匀即得。

【操作注意】①为了获得可重复的实验数据，一定要控制温度一致。②控制搅拌速度不宜过快，防止引入空气。③各操作步骤均应尽量避免湿气的引入，否则不易干燥，难以粉碎。

（3）质量检查：共熔融物的物相鉴定——溶出度的测定。

1）溶出介质的配制：取浓盐酸 9 mL，加蒸馏水适量至 1 000 mL，即得 0.1 mol/L 盐酸（不含胃蛋白酶的人工胃液）。

2）试验样品：相当于氯雷他定 100 mg 的原料药、共沉淀物和物理混合物。

3）标准曲线的绘制：精密称取氯雷他定对照品 3.750 mg，置于 50 mL 容量瓶中，加 0.1 mol/L 盐酸适量，振摇使其完全溶解，用 0.1 mol/L 盐酸定容至刻度，超声（200 W，53 kHz）5 min，得氯雷他定对照品储备液。精密吸取配制的氯雷他定对照品储备液 1.0 mL、2.0 mL、4.0 mL、6.0 mL、8.0 mL 和 10.0 mL，分别置于 25 mL 容量瓶中，用 0.1 mol/L 盐酸定容至刻度，超声（200 W，53 kHz）5 min，得不同浓度氯雷他定系列标准溶液，于 280 nm 波长处测定吸光度，绘制标准曲线。

4）溶出度测定：取上述样品，以 0.1 mol/L 盐酸 500 mL 为溶出介质，转速 1 000 r/min，依法操作，于 5 min、10 min、15 min、30 min、45 min 和 60 min，取溶液 4 mL，用 0.8 μm 的微孔滤膜滤过，并同时补入溶出介质 4 mL（37℃保温），选用 0.1 mol/L 盐酸为空白对照，于 280 nm 波长处测定其吸光度，代入标准曲线计算各取样点累积溶出度，并绘制溶出曲线。

【注解】①在条件允许的情况下，可采用显微镜、热分析、粉末 X 射线衍射、红外光谱、核磁共振等方法进行物相鉴别。②溶出度的测定按《中国药典》（2020 年版）四部通则 0931 溶出度测定方法第二法。转速 100 r/min，溶出介质为人工胃液 900 mL，温度 37℃ ±0.5℃。

四、实验结果与讨论

1. 绘制溶出曲线。
2. 比较并讨论不同方法制备的固体分散体与原料、物理混合物的溶出度差异。

五、思考题

1. 制备固体分散体的意义是什么？
2. 固体分散体的类型有哪些？

3. 制备固体分散体时如何选择载体？

4. 固体分散体的制备工艺有哪些？各种工艺在什么情况下适合选用？

5. 举例说明除了固体分散体外，还有哪些方法可以增加难溶性药物的溶解度和溶出速率？

（姜虎林）

实验二十七　包合物的制备

一、实验目的与要求

1. 掌握包合物的常用制备方法。

2. 掌握包合物收率、包合率及载药量的测定方法。

3. 熟悉包合物形成的验证方法。

4. 熟悉 β– 环糊精及其衍生物的性质和应用。

二、基本概念与实验原理

包合物（inclusion compound）是指一种分子被包嵌于另一种分子的空穴结构内形成的包合体，由主分子（host molecule）和客分子（guest molecule）两部分组成。主分子一般具有较大的空穴结构，足以将客分子（药物）容纳在内，形成分子囊。药物作为客分子经包合后，可达到增加溶解度、提高稳定性、液态药物粉末化、防止挥发性成分挥发、掩盖药物不良气味或味道、提高生物利用度、调节药物的释放速率、降低药物的毒副作用等目的。

目前药物制剂中应用最多的包合材料是环糊精（cyclodextrin，CD），常见的 CD 有 α、β、γ 三种，分别由 6、7、8 个葡萄糖分子通过 α-1,4- 糖苷键连接而成，三种环糊精的空穴内径与物理性质都有较大差别。其中，β– 环糊精（β-CD）空穴内径为 0.7 ~ 0.8 nm，水中溶解度最小，且在水中的溶解度随着温度升高而增大，在包合物中应用最为广泛。将 β– 环糊精部分羟基上的氢原子用羟丙基、甲基、乙基和羟乙基等基团取代，可以得到羟丙基 –β– 环糊精、甲基 –β– 环糊精、乙基 –β– 环糊精和羟乙基 –β– 环糊精等环糊精衍生物。其中，羟丙基 –β– 环糊精（HP-β-CD）由于水溶性较高，应用较为广泛。

包合物的制备方法有饱和水溶液法、研磨法、超声法、冷冻干燥法、喷雾干燥法等。其中以饱和水溶液法最为常用，即用主分子的饱和溶液与客分子相混，客分子进入主分子的空穴中，用适当的方式（如冷藏、浓缩、加沉淀剂等）使包合物析出，再将得到的固体包合物过滤、洗涤、干燥。

包合是物理过程而不是化学反应，包合物的稳定性主要取决于两组分间的范德瓦耳斯力。包合物能否形成及其是否稳定，主要取决于环糊精与药物的立体结构和两者的极性。药物分子必须同环糊精空穴的形状、大小相适应。能形成包合物的通常都是有机药物。包合物中主分子和客分子的比例一般为非化学计量，因为主分子的空穴可以仅部分被客分子占据，空穴数仅决定客分子的最大填入量，只要客分子不超过最大填入量，主、客分子数之比可以变化。

包合物的质量检查包括包合物的收率、包合率及载药量等。计算公式如下：

$$包合物收率（\%）= \frac{包合物量（g）}{环糊精量（g）+ 药物量（g）} \times 100\% \qquad （27\text{-}1）$$

$$包合率（\%）= \frac{包合物中药物量（g）}{总投药量（g）} \times 100\% \qquad （27\text{-}2）$$

$$载药量（\%）= \frac{包合物中药物量（g）}{包合物总量（g）} \times 100\% \qquad （27\text{-}3）$$

包合物的验证主要是鉴别药物是否已被环糊精包入空穴以及包合的方式，目前常用的验证方法有相溶解度法、薄层色谱法、热分析法、X 射线衍射法、红外光谱法等。

三、实验内容

（一）仪器与材料

1. 仪器　差示扫描量热仪、紫外 – 可见分光光度计、红外光谱仪、真空干燥器、具塞锥形瓶、研钵、铝坩埚、硅胶 G 板、展开槽、量筒、移液管、容量瓶、烧杯、电子分析天平、pH 计、恒温水浴锅、磁力搅拌器、抽滤装置、微孔滤膜过滤器、冷冻干燥机。

2. 材料　薄荷油、吡罗昔康、伊曲康唑、β– 环糊精、羟丙基 –β– 环糊精、无水乙醇、石油醚、三氯甲烷、甲醇、乙酸乙酯、香草醛、浓硫酸、浓盐酸、蒸馏水、NaOH 等。

（二）实验部分

1. 薄荷油 –β– 环糊精包合物的制备

（1）处方

薄荷油	1.0 mL
β– 环糊精	4.0 g
蒸馏水	50 mL

（2）制备：采用饱和水溶液法制备。称取 β– 环糊精 4.0 g，置于 100 mL 具塞锥形瓶中，加蒸馏水 50 mL，加热溶解，（50 ± 1）℃保温，备用。

量取薄荷油 1.0 mL 放入磁力搅拌器，在磁力搅拌下缓慢滴入 50℃ β– 环糊精饱和水溶液中，待出现浑浊逐渐有白色沉淀析出，继续搅拌 2.5 h，待沉淀析出完全，用抽滤装置抽滤至干，用无水乙醇 5 mL 洗涤 3 次至沉淀表面无油渍，置真空干燥器中干燥，用电子分析天平称重，计算收率。

（3）质量检查

1）性状：评价包合物的色泽、形态等。

2）验证包合物形成：①薄层色谱法（TLC）：取薄荷油 1 滴加入 1 mL 95% 乙醇中，摇匀，记为样品 a；取 β– 环糊精适量，加入 95% 乙醇 1 mL，摇匀，过滤，取滤液记为样品 b；称取薄荷油 –β– 环糊精包合物 0.3 g，加入 95% 乙醇 2 mL，摇匀，用微孔过滤器过滤（下同），取滤液记为样品 c；取薄荷油和 β– 环糊精物理混合物，加入 95% 乙醇

2 mL，摇匀，过滤，取滤液记为样品 d。吸取样品 a、样品 b、样品 c 和样品 d 各 10 μL，点于同一硅胶 G 板上，以石油醚 – 乙酸乙酯（17∶3）为展开剂，展开前将硅胶 G 板置于展开槽中饱和 10 min，上行展开，展距约 12 cm，用 5% 香草醛浓硫酸溶液为显色剂，喷雾后烘干显色。②差示扫描量热法（DSC）：精密称取薄荷油、包合物、物理混合物和 β– 环糊精各 5 mg 置于差示扫描量热仪铝坩埚中，以空白铝坩埚为参比，差示扫描量热仪升温速率为 10℃/min，温度扫描范围为室温至 350℃，气氛为氮气。③计算包合物的收率。

> **【操作注意】**①β– 环糊精包合物的制备与保温温度为 50℃，制备过程搅拌时间要足够，应盖上瓶塞，防止薄荷油挥发。最后用无水乙醇洗涤是为了去除未包封的薄荷油，不要过度洗涤，否则会影响包合率。②用薄层色谱法（TLC）验证包合物时，要求点样的量适当并应放置待乙醇挥发完全后再展开。展开剂为混合溶液，应减少容器开启时间，以保持其比例。显色时，烘烤温度不宜过高，时间不宜过长，否则薄层板易糊化变黑。

2. 吡罗昔康 – β – 环糊精包合物的制备

（1）处方

吡罗昔康	0.5 g
β– 环糊精	5.0 g
三氯甲烷	5 mL
蒸馏水	10 mL

（2）制备：采用研磨法制备。称取 β– 环糊精 5.0 g 置于研钵中，加蒸馏水 10 mL，研磨分散均匀。称取 0.5 g 吡罗昔康，溶于 5.0 mL 三氯甲烷。将吡罗昔康三氯甲烷溶液加入 β– 环糊精分散液中，用研钵充分研磨至糊状，低温干燥后用三氯甲烷 5 mL 洗涤 3 次。将包合物置真空干燥器中干燥，称重，计算收率。

（3）质量检查

1）性状：评价包合物的色泽、形态等。

2）验证包合物形成：

① 差示扫描量热法（DSC）：精密称取吡罗昔康、包合物、物理混合物和 β– 环糊精各 5 mg 置于差示扫描量热仪铝坩埚中，以空白铝坩埚为参比，差示扫描量热仪升温速率为 10℃/min，温度扫描范围为 25 ~ 300℃，气氛为氮气。

② 紫外 – 可见分光光度法：精密称取包合物 20 mg，置 50 mL 容量瓶中，加 1.0 mol/L 盐酸甲醇溶液溶解并稀释至刻度，摇匀，量取 5 mL 置 25 mL 容量瓶中，加 1.0 mol/L 盐酸甲醇溶液稀释至刻度，摇匀；精密称取吡罗昔康 20 mg，置于 100 mL 容量瓶中，加 1.0 mol/L 盐酸甲醇溶液溶解并稀释至刻度，摇匀，精密量取 1 mL 置于 25 mL 容量瓶中，加 1.0 mol/L 盐酸甲醇溶液稀释至刻度，摇匀；将配制的对照溶液和包合物溶液在 200 ~ 400 nm 波长处扫描。

3）测定包合率和载药量。

① 标准曲线的制备：精密称取吡罗昔康对照品 10 mg 置于 100 mL 容量瓶中，加 1.0 mol/L 盐酸甲醇溶解并稀释至刻度，摇匀，得浓度为 100 μg/mL 的溶液，分别精密

量取该溶液 0.1 mL、0.2 mL、0.4 mL、0.6 mL、0.8 mL 和 1.0 mL 置 10 mL 量瓶中，加 1.0 mol/L 盐酸甲醇溶液稀释至刻度，摇匀，得浓度分别为 1.0 μg/mL、2.0 μg/mL、4.0 μg/mL、6.0 μg/mL、8.0 μg/mL 和 10.0 μg/mL 的系列标准溶液，在 334 nm 处测定吸光度，以吸光度 A 对浓度 c 作线性回归，得标准曲线方程。

② 包合率和载药量测定：称取 50 mg 的包合物置 100 mL 量瓶中，用 1.0 mol/L 盐酸甲醇溶解并稀释至刻度，摇匀。用 0.45 μm 微孔滤膜过滤，滤液于 334 nm 波长处测其吸光度，代入标准曲线方程，计算药物含量，测定包合率和载药量。

> 【操作注意】吡罗昔康水溶性差，为了保证其在包合过程处于分子状态，需要事先用适量的有机溶剂将其溶解，以利于药物进入 β- 环糊精空穴内，但是有机溶剂对已经形成的包合物有一定的解包合作用，且可能与药物分子竞争主分子，因此选择合适的溶剂十分重要。低温干燥后用三氯甲烷 5 mL 洗涤 3 次，是为了洗去未包封的药物。

3. 伊曲康唑 – 羟丙基 –β– 环糊精包合物的制备

（1）处方

伊曲康唑	0.25 g
羟丙基 –β– 环糊精	10.0 g
稀盐酸	适量
1 mol/L NaOH	适量
蒸馏水	加至 50 mL

（2）制备：采用冷冻干燥法制备。称取羟丙基 –β– 环糊精 10.0 g 溶解于 45 mL 蒸馏水中，用稀盐酸调节溶液 pH 为 2.0，分次缓慢加入伊曲康唑 0.25 g，在恒温 45℃下磁力搅拌 2 h 使溶解。用 1 mol/L 的 NaOH 调 pH 至 7.0，用 0.45 μm 微孔滤膜过滤，滤液加蒸馏水定容至 50.0 mL 制得包合物。将包合物置于冷冻干燥机中干燥，称重，计算收率。

（3）质量检查

1）性状：评价包合物的色泽、形态等。

2）验证包合物形成

① 差示扫描量热法（DSC）：精密称取伊曲康唑、包合物、物理混合物和羟丙基 –β– 环糊精各 5 mg 置于差示扫描量热仪铝坩埚中，以空白铝坩埚为参比，差示扫描量热仪升温速率为 10℃/min，温度扫描范围为室温至 300℃，气氛为氮气。

② 红外光谱法（IR）：精密称取伊曲康唑、包合物、物理混合物和羟丙基 –β– 环糊精各 10 mg，采用 KBr 压片法进行红外测定。

3）测定包合率和载药量：

① 标准曲线的制备：精密称取伊曲康唑对照品 10 mg 置于 100 mL 容量瓶中，加甲醇溶解并稀释至刻度，摇匀，得浓度为 100 μg/mL 的溶液，分别精密量取该溶液 0.3 mL、0.6 mL、0.9 mL、1.2 mL、1.5 mL 和 1.8 mL 置于 10 mL 容量瓶中，加蒸馏水稀释至刻度，摇匀，得浓度分别为 3.0 μg/mL、6.0 μg/mL、9.0 μg/mL、12 μg/mL、15 μg/mL 和 18 μg/mL 的系列标准溶液。将系列标准溶液于 262 nm 处测定吸光度，以吸光度 A 对浓度 c 作线性

回归，得标准曲线方程。

　　② 包合率和载药量测定：称取 50 mg 的包合物，用甲醇作溶剂，定容，摇匀，用 0.45 μm 微孔滤膜过滤，滤液于 262 nm 波长处测吸光度，代入标准曲线方程，计算药物含量，测定包合率和载药量。

【操作注意】本实验采用的包合方法，需要多次调节 pH，实验中应严格控制 pH 条件。调高溶液 pH 时，药物的离子型增多，尽管药物的离子型与环糊精的结合能力小于分子型，但药物的固有溶解度会大大提高。因此，选择适当的 pH 最终能提高包合效率。

四、实验结果与讨论

　　1. 描述　描述包合物的外观性状。
　　2. 包合物形成的验证
　　（1）比较包合物和物理混合物中药物的特征斑点及 R_f 值，并分析原因。
　　（2）比较包合物与物理混合物的 DSC 结果差异，并分析原因。
　　（3）比较包合物与物理混合物的 IR 结果差异，并分析原因。
　　（4）比较包合物与游离药物的紫外吸收曲线是否一致，并分析原因。
　　3. 包合率和载药量的计算
　　（1）药物标准曲线的绘制：以药物（如吡罗昔康或伊曲康唑）浓度为横坐标，吸光度为纵坐标，绘制药物标准曲线。
　　（2）计算：根据标准曲线计算包合物中药物含量，计算包合物的包合率和载药量。

五、思考题

　　1. 制备包合物的方法有哪些？各有什么优缺点？
　　2. 制备 β- 环糊精包合物的关键是什么？应如何进行操作？
　　3. 本实验为什么选用 β- 环糊精及羟丙基 -β- 环糊精为主分子？它们有何特点？
　　4. 包合物提高口服生物利用度的原理是什么？
　　5. 包合物形成的鉴定方法有哪些？简述这些方法的原理。

附录

　　📖 **拓展阅读**　环糊精包合物的研究进展

（应晓英）

实验二十八　脂质体的制备

一、实验目的与要求

1. 掌握注入法制备脂质体的制备工艺。
2. 熟悉脂质体的形成原理及作用特点。
3. 熟悉脂质体的质量控制方法。

二、基本概念与实验原理

脂质体是一种类似生物膜结构的类脂质双分子层微小囊泡，该类脂质双分子层微小囊泡可以作为药物的载体，运载药物到特定的部位或在一定部位缓慢释放药物。20 世纪 60 年代初，英国血液学家邦汉姆（Alec Bangham）及其同事发现磷脂分散在水中可形成多层囊，并证明每层囊均为双分子脂质膜并被水相隔开，这种具有生物膜结构的囊称为脂质体。1971 年，英国学者莱门（Ryman）等提出将脂质体作为药物载体。近年来，脂质体已发展成为一种较成熟的递送药物的载体。

脂质体由磷脂（骨架膜材）及附加剂组成。用于制备脂质体的磷脂有天然磷脂（如大豆卵磷脂、蛋黄卵磷脂等）和合成磷脂（如二棕榈酰磷脂酰胆碱、二硬脂酰磷脂酰胆碱等）。常用的附加剂为胆固醇，其可以调节双分子层的流动性，降低脂质体膜的通透性，将胆固醇与磷脂混合使用可以制得稳定的脂质体。其他附加剂有十八胺、磷脂酸等，它们能改变脂质体表面电荷性质，从而改变脂质体包封率、体内外稳定性等。

脂质体可分为小单室脂质体、多室脂质体和大单室脂质体三类。小单室脂质体的粒径为 20~80 nm，凡经超声波处理的脂质体绝大部分为小单室脂质体。大单室脂质体粒径为 100~1 000 nm，用注入法制备的脂质体多为这一类；多室脂质体粒径为 1 000~6 000 nm。

脂质体的制备方法有多种，可根据药物性质及需求进行选择。

1. 溶剂注入法　将脂质体膜的组成成分溶解在有机溶剂中，加入含待包载药物的水溶液中，并采用振荡、搅拌等方法使磷脂在水相中形成脂质体。溶剂注入法有乙醚和乙醇注入法两种。乙醇注入法是将磷脂和胆固醇等类脂质和脂溶性药物溶解于乙醇中，在搅拌下滴入含药或不含药的水性介质中，乙醇在水中快速稀释，磷脂分子均匀分散到水性介质中。接着继续搅拌 1~2 h 挥尽有机溶剂即得。该方法适用于实验室小量制备脂质体，简单快速，材料中敏感成分变性的可能性小，对于脂质和包裹的药物都比较温和。

2. 薄膜分散法　薄膜分散法是脂质体的经典制备方法，通过将磷脂等脂质溶解在三氯甲烷或者其他有机溶剂中，脂溶性药物可以加入有机溶剂中，然后在减压旋转条件下除去有机溶剂，使脂质在器壁形成薄膜。然后将薄膜分散在水中，通过振摇、搅拌等手段，制备得到脂质体。利用该方法可形成多层脂质体，若经超声处理或者高压均质等方法可得到小单室脂质体。该法操作简单，适用于包裹多种药物，但是对药物的包封率不高。

3. 反向蒸发法　将磷脂等脂溶性成分溶于有机溶剂，如三氯甲烷、乙醚等，再按一定比例与含药的缓冲液混合进行短时超声，乳化形成稳定的乳剂，然后减压蒸去有机溶剂，即可形成多室脂质体或大单室脂质体。该法适用于水溶性药物以及大分子药物，如胰岛素等，可提高药物的包封率。

4. 冷冻干燥法　将脂质高度分散在水溶液中，冷冻干燥，然后再分散到含药的水性介质中，形成脂质体。该过程需要加入冻干保护剂，以降低冷冻、干燥和融化过程对脂质体的损害。

评价脂质体质量的指标有粒径、粒径分布、表面电荷、结构和形态、包封率、药物的释药行为、稳定性等。脂质体的粒径及其分布、表面电荷会影响脂质体包封药物的能力、稳定性及体内药代动力学等，对脂质体粒径的测定应结合其粒径范围选择合适的方法，如动态光散射或电子显微镜等。包封率是指包封在脂质体内（包括水相和脂质双分子层）的药量占制剂中药物总量的百分比，是评价脂质体的关键指标。检测脂质体包封率需要将脂质体中包载的药物和游离的药物进行分离后测定，常用分离方法包括柱层析分离法、超滤膜过滤法、透析法及超高速离心法等。

三、实验内容

（一）仪器与材料

1. 仪器　烧杯、烧瓶、激光粒度分析仪、注射器、电子分析天平、玻璃棒、旋转蒸发仪、恒温磁力搅拌器、离心机、光学显微镜等。

2. 材料　亚甲蓝、姜黄素、盐酸小檗碱、注射用卵磷脂、胆固醇、PBS 缓冲液、乙醇等。

（二）实验部分

1. 注入法制备亚甲蓝脂质体

（1）处方

亚甲蓝	10 mg
注射用卵磷脂	0.9 g
胆固醇	0.3 g
乙醇	10 mL
PBS 缓冲液	30 mL

（2）制备：称取亚甲蓝 10 mg，加入 30 mL PBS 缓冲液，保持 60℃水浴搅拌。称取注射用卵磷脂 0.9 g、胆固醇 0.3 g 溶于 10 mL 乙醇中。缓慢将上述乙醇溶液滴加至 60℃水浴搅拌的亚甲蓝 PBS 溶液中，保持该水浴温度继续搅拌 5 min，再在室温磁力搅拌器上搅拌 1.5～2 h。取样镜检：用离心机按照 4 000 r/min 离心 10 min，弃去上清液，取沉淀用 20 mL PBS 缓冲液重悬，在光学显微镜下观察脂质体的形态和大小。

（3）质量检查

1）脂质体的形态和结构。在光学显微镜下（使用油镜或放大倍数接近的镜头）观察脂质体形态，观察脂质体中亚甲蓝的分布位置。脂质体的形态应呈现为均匀的球形，无破损、变形或聚集的现象。

2）脂质体的粒径及分布。在光学显微镜下观察脂质体的粒径大小和粒径分布的均一性，并测定最大和最多的脂质体粒径。或用激光散射粒度分析仪测定脂质体的粒径大小及其分布情况。

3）异物和不溶性微粒。在显微镜下观察是否存在色斑块、棒状结晶等。

2. 注入法制备姜黄素脂质体

（1）处方

姜黄素	10 mg
注射用卵磷脂	0.9 g
胆固醇	0.3 g
乙醇	10 mL
PBS 缓冲液	30 mL

（2）制备：称取姜黄素 10 mg、注射用卵磷脂 0.9 g、胆固醇 0.3 g 溶于 10 mL 乙醇中。量取 30 mL PBS 缓冲液，保持 60℃ 水浴搅拌。缓慢将上述得到的乙醇溶液滴加至 60℃ 水浴搅拌的 PBS 缓冲液中，保持该水浴温度继续搅拌 20 min，再在室温磁力搅拌器上搅拌 1.5 ~ 2 h。取样镜检，在光学显微镜下观察脂质体的形态和大小。用离心机按照 4 000 r/min 离心 10 min，弃去上清液，取沉淀用 20 mL PBS 缓冲液重悬，取样镜检。

（3）质量检查

1）脂质体的形态和结构检查：在光学显微镜下观察脂质体形态，观察脂质体中姜黄素的分布位置。脂质体的形态应呈现为均匀的球形，无破损、变形或聚集的现象。

2）脂质体的粒径及分布、异物和不溶性微粒的检查：同 1 中亚甲蓝脂质体的质量检查。

3. 薄膜分散法制备盐酸小檗碱脂质体

（1）处方

盐酸小檗碱	30 mg
注射用卵磷脂	0.6 g
胆固醇	0.2 g
乙醇	5 mL
PBS 缓冲液	30 mL

（2）制备：称取盐酸小檗碱 30 mg 置于小烧杯中，用 30 mL 的 PBS 缓冲液溶解，于 60℃ 水浴中保温备用。称取处方量的注射用卵磷脂、胆固醇置于烧瓶中，加入乙醇 5 mL，在 60℃ 水浴中搅拌使其溶解后，在旋转蒸发仪上进行减压旋转蒸发除去乙醇，使卵磷脂和胆固醇在壁上成膜。将盐酸小檗碱溶液加入含有脂质膜的烧瓶中，在 60℃ 的水浴中转动烧瓶，水化 10 min。接着将烧瓶中的液体转移至烧杯中，在恒温磁力搅拌器上搅拌 20 min，即得。取样在光学显微镜下进行观察。

（3）质量检查：脂质体的形态和结构检查。在光学显微镜下（使用油镜或放大倍数接近的镜头）观察脂质体形态。脂质体的形态应呈现为均匀的球形，无破损、变形或聚集的现象。脂质体的粒径及分布、异物和不溶性微粒的检查同上面两种脂质体。

【操作注意】①用于溶解注射用卵磷脂和胆固醇的乙醇溶液应当澄清，否则需过滤除去杂质。②注入法的整个制备过程中温度应控制在 60℃，操作中始终伴随搅拌。温度、滴加速度和搅拌时间均对脂质体的形成有影响。③可用 1 mL 注射器将乙醇注入 PBS 缓冲液中，每次滴加须使产生的泡沫消失后再滴加下一滴。④薄膜分散法制备脂质体，在 60℃的水浴中转动烧瓶或搅拌水化 10 min，必须保证脂质充分水化，不存在脂质块。⑤整个实验过程禁止用火。

四、实验结果与讨论

1. 绘制脂质体的形态图，并说明脂质体和乳剂、微囊之间的性状有何不同。
2. 记录通过显微镜观察或激光粒度分析仪测定的脂质体的粒径。
3. 设计一个实验方案，检测本实验制备得到的脂质体对亚甲蓝的包封率。
4. 本实验方案还有哪些方面有待改进？

五、思考题

1. 通过注入法制备脂质体的关键是什么？
2. 用乙醇注入法制备脂质体的缺点是什么？
3. 制备脂质体加入胆固醇的目的是什么？
4. 影响脂质体对药物包封率的因素有哪些？
5. 如何检测脂质体的稳定性？

（孙　逊）

实验二十九　静脉注射用脂肪乳的制备

一、实验目的与要求

1. 掌握静脉注射用脂肪乳的处方组成和常用制备工艺。
2. 熟悉静脉注射用脂肪乳的质量评价及特点。

二、基本概念与实验原理

静脉注射用脂肪乳（intravenous lipid emulsion）是由植物油、乳化剂、等渗调节剂和注射用水制备的 O/W 型亚微乳，平均粒径通常在 0.2~0.3 μm，pH 为 6.0~9.0。常用植物油有大豆油（中国和瑞典药典批准）、红花油（美国药典批准）和棉籽油（德国药典批准），所含主要成分为脂肪酸甘油三酯。静脉注射用脂肪乳所用乳化剂需要满足无毒、无刺激性、无溶血、无过敏反应、无热源，且具有较好的生物相容性等条件，通常首选天然来源的表面活性剂，常用乳化剂有卵磷脂、豆磷脂等。常用等渗调节剂为甘油。

临床上，依据静脉注射用脂肪乳应用的不同，分为营养型脂肪乳和载药型脂肪乳，如图 29-1 所示。营养型脂肪乳不含活性药物，是一种高能量肠外营养剂，能完全被机体利用和代谢，为机体提供能量和必需脂肪酸。传统的营养型脂肪乳主要由大豆油或含长链甘油三酯植物油与卵磷脂、注射用水乳化，形成类似天然乳糜微粒结构的微乳，再加注射用甘油制成灭菌乳状液体。它具有体积小、能量高、无刺激等优点。自 20 世纪 60 年代以来，静脉注射用脂肪乳一直是儿科和成人患者肠外营养治疗方案的重要组成部分，临床上常与氨基酸输液、维生素及电解质配合使用。

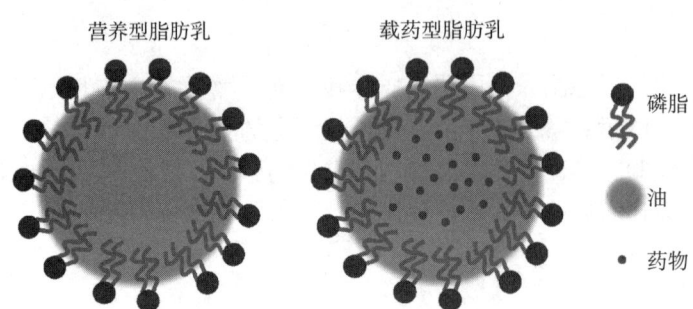

营养型脂肪乳　　　　　　　载药型脂肪乳

磷脂

油

药物

图 29-1　注射用营养型脂肪乳和载药型脂肪乳结构示意图

　　静脉注射用载药型脂肪乳物理稳定性好、安全性高、载药量高，能够解决难溶性药物的溶解问题；能耐受高压蒸汽灭菌；同时可以使用现有营养型脂肪乳的生产线进行工业化大生产，这些独特的优势使静脉注射用脂肪乳成为一种重要的药物载体。静脉注射用脂肪乳还可解决传统静脉注射制剂所面临的诸多问题，如注射用脂肪乳可将药物包载于内核油相中，避免药物与水接触，从而提高易水解性药物的稳定性。同时，静脉注射用脂肪乳还具有一定的肝脾靶向性和缓释作用，可有效降低药物不良反应，提高药效。目前，全球已有 10 多种载药脂肪乳注射剂上市，如地西泮、前列地尔、丙泊酚、依托咪酯、丁酸氯维地平及棕榈酸地塞米松注射用脂肪乳等。

　　注射用脂肪乳制备是利用外加能量对油相和水相进行混合乳化，控制粒径的同时确保脂肪乳的稳定性。常用注射用脂肪乳制备的方法有高压均质法、微射流法、超声波法等。

　　高压均质法（high pressure homogenization）是最常用的脂肪乳制备工艺。在制药工业中，高压均质法首先将植物油和乳化剂混匀溶解，获得油相，随后与水混合，借助外加剪切力制备初乳。再经高压均质机处理，利用其高剪切力和碰撞效应等多项作用，对初乳进行破碎，使乳滴粒径变小。通过多次高压均质可实现对乳剂粒径及粒径分布的控制。

　　微射流法（microfluidization）无须预先乳化处理，可直接将分散相经微孔道高速泵入连续相中直接乳化，形成小粒径乳滴。该技术对设备的要求高，生产成本较高。超声波法（ultrasonication）是利用超声波的空穴效应制备脂肪乳。超声波作用于流体时会产生大量气泡并快速破裂，在流体内部或界面产生湍流和剪切力，同时产生较高的温度和压力，实现对乳滴的高效破碎而获得较小粒径的脂肪乳。

　　静脉注射用脂肪乳的质量应符合注射剂项下有关的各项规定，成品需测定粒径及粒径分布，且 90% 的乳粒粒径应在 1 μm 以下，除另有规定外，不得检出大于 5 μm 的乳粒；pH 应在 6.0～9.0；成品能耐受高压灭菌，在储存期内性质稳定、成分不变；此外，静脉注射用脂肪乳剂还需进行热原检查、溶血实验、游离脂肪酸含量、过氧化值、甲氧基苯胺值、甘油、注射磷脂、渗透压摩尔浓度等质量检查项目，各项目均应符合《中国药典》（2020 年版）规定。

三、实验内容

（一）仪器与材料

1. **仪器**　实验型高压均质机、高速剪切仪（如高速组织捣碎机）、激光粒度分析仪、电子分析天平、水浴超声仪、圆底烧瓶、紫外–可见分光光度计、离心机、移液管、玻璃棒、烧杯、离心管、量筒、棕色容量瓶、称量纸、0.45 μm 无菌微孔滤膜、玻璃瓶、橡胶塞、铝盖、灭菌锅。

2. **材料**　尼莫地平、注射用大豆油、卵磷脂、注射用甘油、油酸、依地酸二钠（EDTA-2Na）、注射用水、氢氧化钠。

（二）实验部分

1. 营养型静脉注射用脂肪乳

（1）处方

注射用大豆油	25 g
卵磷脂	3 g
注射用甘油	6.25 g
注射用水	加至 250 mL

（2）制备：取 3 g 卵磷脂和 25 g 注射用大豆油，加入圆底烧瓶；水浴超声使卵磷脂完全溶解于注射用大豆油中，制得油相。取 6.25 g 注射用甘油，置于烧杯中，加入 250 mL 注射用水，搅拌均匀，制得水相。搅拌下将油相恒速加入水相中，使用高速剪切仪在 10 000 r/min 的条件下剪切 1 min，形成初乳。将乳剂继续转入高压均质机中，设定压力 600 bar，高压均质循环 6 次，再经 0.45 μm 无菌微孔滤膜除菌，即得营养型脂肪乳。用 0.1 mol/L 的 NaOH 溶液调节乳剂 pH 至 9.2。将制得的脂肪乳分别灌装于 100 mL 玻璃瓶中，充氮气，加橡胶塞及压铝盖。经 121℃灭菌 12 min，冷却，于 4℃储存。

（3）质量检查

1）观察静脉注射用脂肪乳外观。脂肪乳应表面无油滴，静置时不分层，振摇后不挂壁。

2）测定粒径、粒径分布和 Zeta 电位。取制备的静脉注射用脂肪乳 0.5 mL，加蒸馏水稀释 50 倍，采用激光粒度分析仪分别测定粒径、多分散指数（polydispersity index，PDI）、Zeta 电位。其中，体积平均粒径或光强平均粒径不得超过 0.5 μm。

【用途】营养型注射用脂肪乳是临床常用能量补充剂，为机体补充能量及必需脂肪酸。

【操作注意】①制备初乳时，应保证有足够大的剪切力，确保初乳形成，不出现油水分层。②磷脂存在相转化温度，在磷脂相转化温度附近制备的脂肪乳粒径较小且粒度分散更均匀，分散体系更稳定。但随着温度越高，磷脂氧化速度变快，同时增加体系动能，乳滴更易聚集，因此，制备过程中温度不能过高。③粒径是脂肪乳的重要质量指标之一，通常已上市的脂肪乳粒径一般小于 1 μm，且粒径分布均匀。常用测定方法有电镜法与激光粒度分析仪。用激光粒度分析仪测定脂肪乳粒径时，需将乳剂稀释至透明、呈乳光状态时测定。若稀释度不够，乳粒浓度过高，则会影响测定数据的准确性。

【注解】 静脉注射用脂肪乳通常选用植物油为大豆油、橄榄油、红花油等，所用油必须符合注射用油质量控制标准。甘油在注射用脂肪乳处方中用作等渗调节剂。除甘油外，也可使用山梨醇，但不能使用葡萄糖、氯化钠等常用等渗调节剂，以免影响乳粒分散度。

2. 载药型静脉注射用脂肪乳（注射用尼莫地平脂肪乳）的制备

（1）处方

尼莫地平	0.1 g
卵磷脂	0.6 g
注射用大豆油	4 mL
油酸	0.02 mL
注射用甘油	1.4 mL
EDTA-2Na（1.5%）	0.02 mL
注射用水（pH 8.5）	加至 100 mL

（2）制备：取处方量注射用大豆油、尼莫地平、卵磷脂和油酸，均加入 10 mL 棕色容量瓶中。玻璃棒搅拌下水浴超声至固体溶质全部溶解，制得油相。量取 1.4 mL 注射用甘油和 0.02 mL 的 1.5% EDTA-2Na 溶液，置于 100 mL 烧杯中，加入 85 mL 注射用水，搅拌均匀，制得水相。将油相和水相混合，再用高速剪切仪在 10 000 r/min 的条件下剪切 1 min，形成初乳。加注射用水定容至 100 mL。将初乳转入高压均质机中，设定压力 600 bar，高压均质并循环 6 次。将制得的脂肪乳经 0.45 μm 无菌微孔滤膜除菌后，灌装于 100 mL 玻璃瓶中，充氮气，加橡胶塞及压铝盖。经 121℃灭菌 12 min，冷却，于 4℃储存，即得注射用尼莫地平脂肪乳。

另取处方量的卵磷脂、注射用大豆油、油酸、注射用甘油、1.5% EDTA-2Na 溶液和注射用水，按照上述制备工艺平行制备未包载尼莫地平的空白脂肪乳。

（3）质量检查

1）观察注射用尼莫地平脂肪乳及空白脂肪乳外观和性状。脂肪乳应表面无油滴，静置时不分层，振摇后不挂壁。

2）测定粒径、粒径分布和 Zeta 电位。分别取注射用尼莫地平脂肪乳和空白脂肪乳 0.5 mL，加蒸馏水稀释 50 倍，采用激光粒度分析仪分别测定粒径、PDI、Zeta 电位。其中，体积平均粒径或光强平均粒径不得超过 0.5 μm。

3）测定包封率。精密称取尼莫地平对照品 10.00 mg，置 50 mL 棕色容量瓶中，加无水乙醇充分溶解并稀释至刻度，作为储备液。使用移液管从储备液中精密量取 1.0 mL、2.0 mL、4.0 mL、6.0 mL、8.0 mL，分别加入 100 mL 棕色容量瓶中，加无水乙醇稀释并定容至刻度，摇匀，制得尼莫地平对照品梯度稀释液。以无水乙醇为空白对照，用紫外－可见分光光度计测定对照品梯度稀释液在波长 237 nm 下的吸光度，以浓度（c_i）为横坐标，吸光度（A_i）为纵坐标作图，进行线性回归分析，制得标准曲线。

取适量制备的注射用尼莫地平脂肪乳成品，在 15 000 r/min 下离心 10 min，取上层脂肪乳，加无水乙醇超声充分溶解药物，并视情况稀释（约 500 倍）定容后，于 236 nm 处测定稀释液的吸光度，通过标准曲线方程计算出稀释液药物浓度，根据下列公式计算包封率：

$$包封率 = \frac{cVX}{M} \times 100\% \tag{29-1}$$

式中，c 表示测得稀释后的上层脂肪乳中药物浓度；X 表示稀释倍数；V 表示上层脂肪乳体积；M 表示初始药物投料质量。

【用途】尼莫地平在临床上常用于治疗脑血管痉挛导致的高血压、偏头痛，也用于预防和治疗蛛网膜下腔出血后脑血管痉挛。尼莫地平注射用脂肪乳避免了乙醇、聚乙二醇等助溶剂的使用，可以降低市售尼莫地平注射剂对血管的刺激性。目前，临床上未有注射用尼莫地平脂肪乳产品批准上市。

【操作注意】尼莫地平对光敏感，在注射用尼莫地平脂肪乳制备过程中，需进行避光处理。

【注解】静脉注射用脂肪乳常用乳化剂有蛋黄卵磷脂、大豆磷脂等，其中蛋黄卵磷脂应用最广泛，其主要含磷脂酰胆碱和磷脂酰乙醇胺，同时含有少量的磷脂酸、磷脂酰肌醇和磷脂酰甘油等成分。由于蛋黄卵磷脂极易氧化，性质不稳定，其有效期为半年，因此应在 −20℃ 条件下储存，并尽量现购现用。

由于药物的加入，载药脂肪乳相对于空白脂肪乳来说性质更不稳定，因此，需采用乳化能力更强或复合乳化剂来提高乳化效果，如磷脂能与普朗尼克 F-68（pluronic F-68）在油水界面上形成复合凝聚膜，提高界面膜的柔韧性，使乳剂更稳定，因此，磷脂与普朗尼克 F-68 可作为复合乳化剂用于静脉注射用脂肪乳的制备。

油酸可作为注射用脂肪乳处方的稳定剂。油酸通过增大乳化膜强度，以及增高乳剂表面的 Zeta 电位绝对值，提高乳剂稳定性。但油酸具有溶血作用，在静脉注射用脂肪乳处方中用量不宜过多。

由于高速分散和高压均质过程中均会接触金属器具，因此处方中需加入金属离子螯合剂以减缓磷脂及油酸氧化，如 EDTA-2Na。

由于脂肪乳易发生酸败，需要提供偏碱的环境以维持脂肪乳稳定，因此处方中选用 pH 8.5 的注射用水制备乳剂。

四、实验结果与讨论

1. **营养型静脉注射用脂肪乳**　描述成品外观性状，记录成品 pH；测定成品粒径、PDI 和 Zeta 电位。

2. **注射用尼莫地平脂肪乳和空白脂肪乳**　描述成品外观性状，记录成品 pH；测定成品粒径、PDI 和 Zeta 电位；测定尼莫地平脂肪乳的药物包封率；讨论尼莫地平脂肪乳和空白脂肪乳理化性质有何不同。

五、思考题

1. 影响静脉注射用脂肪乳稳定性的因素有哪些？如何从乳剂处方和制备工艺方面进行控制？
2. 静脉注射用脂肪乳作为药物载体，与其他微粒药物递送系统相比，具有哪些优势或不足？

附录

纳米激光粒度分析仪的检测原理及基本操作

纳米激光粒度分析仪测定颗粒粒径采用的是动态光散射的原理，在分散体系中的颗粒会受到周围分子的碰撞而产生随机运动，即布朗运动。可以通过监测颗粒的布朗运动速度来计算粒径大小。光通过胶体溶液时，颗粒会将光散射，布朗运动会造成颗粒散射光强的起伏涨落，因此，布朗运动速度监测可以通过监测颗粒运动引起的散射光强的波动来实现，三者的联系为：散射光波动快，表示颗粒布朗运动速度快，则反映颗粒粒径小；反之，散射光波动慢，表示颗粒布朗运动速度慢，则反映颗粒粒径较大。散射光的波动信号被仪器记录，最后通过光强波动变化和光强相关函数计算出粒径及其粒径分布。

此外，在颗粒表面和分散溶液之间存在电位，且电位随颗粒表面的距离改变而变化，规定在滑动平面上的电位称为 Zeta 电位。Zeta 电位的大小表示胶体系统的稳定性趋势，Zeta 电位值绝对值越大，胶体系统越稳定。纳米激光粒度分析仪运用激光多普勒电泳法测量颗粒在分散体系中的粒子电泳迁移率，并运用亨利方程（Henry equation）计算 Zeta 电位：

$$U_E = \frac{2\varepsilon z f(\kappa a)}{3\eta} \qquad (29\text{-}2)$$

式中，U_E 表示电泳迁移率，ε 表示介电常数，z 表示 ζ 电势，η 表示黏度，$f(\kappa a)$ 表示 Henry 方程系数。

纳米激光粒度分析仪操作规程：

1. **开机预热**　打开电源，开启仪器，仪器预热 30 min，让激光光源稳定。
2. **样品的制备**　根据情况将样品稀释到合适的浓度，测定粒径时，样品浓度太高和太低，都会使被检测到的粒子散射的激光强度改变，从而导致测试结果无效。稀释后的样品激光必须能够穿过，且具备光学上的清澈，通常出现轻微浊度较合适（将样品对着光照，显示非常微弱的乳光）。稀释样品时要考虑分散体系 pH、离子强度、浓度及其他成分的影响，须注意保证样品性质不变，稀释液应和原样品溶液性质一致。
3. **样品的加入**　将稀释好的样品转入样品池。常用粒径测定样品池有石英比色皿、聚苯乙烯样品池等，若样品中含有机溶剂，需使用石英样品池。样品池应保持干净，无纤维、无污点。样品需缓慢注入样品池以避免气泡产生。

4. 样品的测试　确认样品池表面无液体残留后，将样品池放入样品槽，关闭样品池盖子。打开检测软件，按照软件操作程序完成参数设置后进行测定，记录测定结果。完成样品测试后，移除样品溶液，对样品池进行清洗，并关闭软件和仪器。

（张远冬）

实验三十　固体脂质纳米粒的制备

一、实验目的与要求

1. 掌握固体脂质纳米粒的常用制备方法。
2. 熟悉固体脂质纳米粒的质量评价。
3. 了解常用固体脂质材料及乳化剂。

二、基本概念与实验原理

固体脂质纳米粒（solid lipid nanoparticle，SLN）是由固态的天然或合成的固体脂质、乳化剂及药物和水制备的脂质纳米载体，属于固体亚微粒给药系统。SLN 呈球形，平均粒径为 10 ~ 1 000 nm。SLN 生物相容性良好，具有出色的物理稳定性；对亲脂性药物具有高负载能力，可防止药物降解，半衰期长；能增加药物溶解度，实现药物缓释，提高药物生物利用度；可采用多种途径给药，如可静脉注射、口服，以及经肺部、眼部、口腔和局部皮肤给药等。

固体脂质为主要组分，其生物相容性好且可生物降解，在室温下常处于固态。根据其结构，脂质主要分为脂肪酸类（硬脂酸、癸酸、棕榈酸、二十二酸等）、甘油酯类（甘油三酯、联苯菊酯、月桂酸甘油酯、复合甘油酯、棕榈酸甘油酯、单硬脂酸甘油酯等）、蜡质类（鲸蜡醇十六酸酯）和类固醇类（胆固醇及其衍生物等）。

SLN 常用乳化剂有离子和非离子型表面活性剂（如 Pluronic F-68、F127、聚山梨酯、泊洛沙姆和磷脂等）、有机酸盐（去氢胆酸钠、胆酸钠）以及助表面活性剂（丙酸、丁酸、甘油、聚乙二醇）等。乳化剂可使 SLN 悬浮液保持较好的稳定性。有时，单一表面活性剂提供的稳定性不够，制备的 SLN 颗粒容易团聚，因此需要使用复合乳化剂来提高体系稳定性。一般根据 SLN 的具体应用和给药方式选择合适的乳化剂。

SLN 与乳剂的处方组成非常相似，其中固体脂质用作油相的替代品，熔化后与水相混合，对混合物进行高速搅拌，固体脂质在分散介质中形成细小液滴。通过添加表面活性剂降低脂质液滴与水相之间的界面张力，从而形成了 SLN。制备 SLN 的常用方法包括高压均质法、纳米乳 - 超声分散法、薄膜 - 超声分散法、乳化 - 溶剂挥发法、复乳法、膜接触法、乳剂超临界流体萃取法等。

高压均质法早在 19 世纪 90 年代就被用于制备 SLN，该方法可靠高效、操作简单、易于控制；可避免使用有机溶剂；易于大批量生产，目前已用于工业化生产 SLN。高压均质过程使用高压（100～2 000 bar）将液体或分散体推过几微米的空隙，利用空穴效应、撞击效应及高剪切效应使物料颗粒尺度达到纳米级。高压均质法可以在高温或室温下制备 SLN，分别称为热均质法和冷均质法。

热均质法（hot homogenization method）是将脂质加热熔融，使药物溶解或分散在熔化的脂质中，再将含药脂质分散于含表面活性剂的水相中（在脂质熔融温度下进行），高速搅拌或超声形成初乳。所得的初乳液通过高压均质过程处理形成热胶质纳米乳，将热胶质纳米乳冷却至室温，即得 SLN。制备流程如图 30-1 所示。该方法所用脂质的浓度范围在 5%～20%（W/V），制备的产品粒径在 50～400 nm 范围内。热均质法适用于难溶性药物和耐热性药物，热敏性药物因其容易降解而不适用。

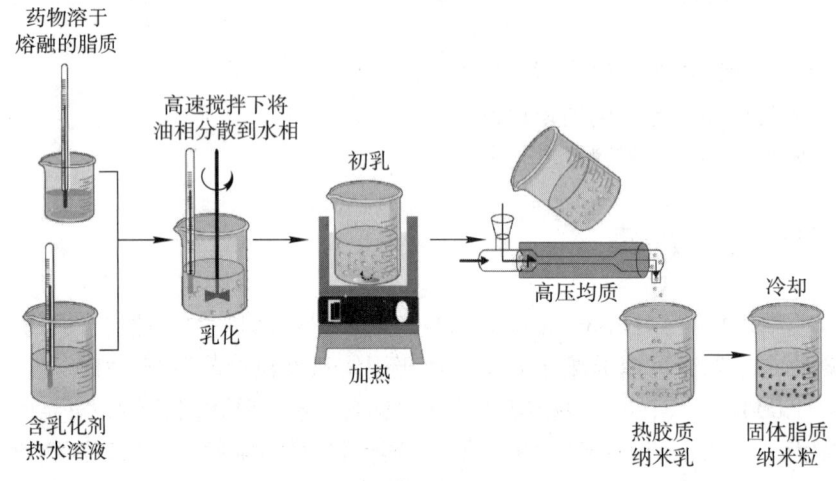

图 30-1　热均质法制备 SLN 工艺流程

冷均质法（cold homogenization method）是一种适合温度敏感药物或亲水性药物的技术。初始步骤类似于热均质法，将脂质加热熔融，使药物溶解或分散在熔化的脂质中，将含药脂质混合物快速冷却。低温可增加脂质的脆性，因此有利于颗粒粉碎。冷却得到的固体含药脂质通过碾磨粉碎形成微粒，微粒再分散于含表面活性剂的水溶液中，在室温或低于室温下均质，利用足够的空化力使微粒破裂，形成 SLN。冷均质法需要严格控制温度，以确保即使在均质过程中温度升高后，脂质仍保持固体状态。一般来说，与热均质法相比，冷均质法制备的样品的粒径偏大，粒径范围分布偏宽。

薄膜－超声分散法（thin-film and ultrasonic dispersion method）是将脂质和药物溶于适宜的有机溶剂中，减压蒸发除去有机溶剂，形成一层脂质薄膜，然后向其中加入乳化剂溶液，将脂膜充分水化，最后经超声波细胞破碎仪分散，即得小而均匀的微粒，冷却后形成 SLN。

纳米乳－超声分散法（nanoemulsion and ultrasonic dispersion method）是通过施加声波减小粒径的原理制备 SLN。通常先将固体脂质加热到高于熔点 5～10℃，在该温度下，将脂质与药物、含乳化剂的热水溶液经高速搅拌乳化形成 O/W 型微乳，在搅拌下，将热微乳液分散于 2～4℃的冷水中，然后进行超声分散，形成较小尺寸的纳米粒，使温度降低到脂质凝固点以下形成 SLN，再通过离心富集 SLN。其制备流程如图 30-2 所示。

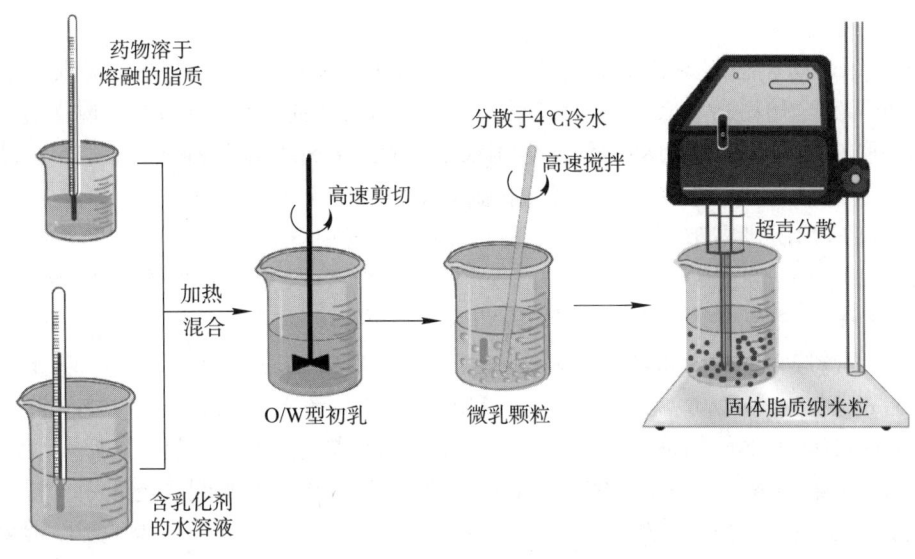

图 30-2　纳米乳 – 超声分散法制备 SLN 工艺流程

　　SLN 质量评价参数包括粒径及粒径分布、Zeta 电位、表面形态、结晶度、药物包封率和载药量、药物释放行为等。粒径及粒径分布和 Zeta 电位可通过动态光散射法进行测量。扫描电子显微镜和透射电子显微镜常用于测定 SLN 的尺寸和观察 SLN 的表面形态以及均一性。SLN 内的结晶度采用差示扫描量热分析进行考察。葡聚糖凝胶色谱法或超高速离心技术可以将 SLN 与游离药物分离，并通过紫外 – 可见分光光度计或高效液相色谱仪测定药物含量，考察 SLN 中药物包封率和载药量。常用透析法分析 SLN 的药物释放行为，SLN 中药物的释放动力学取决于脂质的结晶状态和溶解行为。

三、实验内容

（一）仪器与材料

　　1. 仪器　实验型高压均质机、超声波细胞破碎仪、高速冷冻离心机、紫外 – 可见分光光度计、激光粒度分析仪、电子分析天平、旋转蒸发仪、恒温水浴锅、圆底烧瓶、恒温磁力搅拌器、微孔滤膜、烧杯、容量瓶等。

　　2. 材料　利多卡因、尼莫地平、单硬脂酸甘油酯、大豆磷脂、泊洛沙姆 188、三氯甲烷、聚山梨酯 –80、无水乙醇、注射用水。

（二）实验部分

1. 利多卡因 SLN

（1）处方

利多卡因	0.1 g
单硬脂酸甘油酯	0.6 g
泊洛沙姆 188	0.2 g
注射用水	适量

（2）制备

1）采用热均质法制备利多卡因 SLN。取 0.6 g 的单硬脂酸甘油酯置于烧杯中，水浴加热至 80℃ 完全熔融；取 0.1 g 利多卡因加入熔融的单硬脂酸甘油酯中，搅拌混匀，制得油相。取 0.2 g 泊洛沙姆 188，加注射用水 10 mL，于 80℃ 水浴搅拌，得 2% 泊洛沙姆 188 水溶液。随后，在 80℃ 水浴中将油相滴入泊洛沙姆 188 水溶液中，磁力搅拌 10 min 后，使用高压均质机在 10 000 r/min 下剪切 5 min 形成初乳。初乳再经高压均质形成纳米粒，设置均质温度 80℃、压力 1 000 bar，循环均质 3 次，所得纳米粒自然冷却至室温（25℃），经微孔滤膜过滤，即得利多卡因 SLN。

2）采用薄膜 - 超声分散法制备利多卡因 SLN。称取 0.1 g 利多卡因和 0.6 g 的单硬脂酸甘油酯置于 100 mL 圆底烧瓶，加入三氯甲烷 6 mL，超声 10 min，使药物和脂质完全溶解，随后在 60℃ 下使用旋转蒸发仪除去三氯甲烷，瓶壁呈现一层脂质薄膜。配制 2% 泊洛沙姆 188 的水溶液 10 mL，加热到 60℃，加入含脂质薄膜的圆底烧瓶中，置于超声波细胞破碎仪下进行超声分散，超声功率 360 W，超声时间 5 min，所得纳米粒混悬液自然冷却至室温（25℃），经微孔滤膜过滤，即得利多卡因 SLN。

（3）质量检查

1）观察利多卡因 SLN 的外观性状。

2）测定粒径及分布、Zeta 电位。取 SLN 成品，加入纯水稀释 10 倍，水浴超声分散均匀，室温下，使用激光散射粒度分析仪测定 SLN 平均粒径及 PDI、Zeta 电位。

3）包封率与载药量。取 1 mL 利多卡因 SLN 成品，经高速冷冻离心机 12 000 r/min 离心 30 min，弃上清液，沉淀的纳米粒移至 25 mL 容量瓶中，在 80℃ 水浴中加无水乙醇破乳溶解并定容，经 0.45 μm 微孔滤膜过滤，稀释后采用紫外 - 可见分光光度计于 254 nm 处检测药物浓度，计算 SLN 中包载的药物量，并按照下列公式计算包封率和载药量：

$$包封率（\%）= \frac{SLN 中包载的药物量}{药物投料的总量} \times 100\% \tag{30-1}$$

$$载药量（\%）= \frac{SLN 中包载的药物量}{SLN 的总质量} \times 100\% \tag{30-2}$$

【用途】利多卡因是局部麻醉药及抗心律失常药，用于治疗心律失常、急性心肌梗死的室性早搏、室性心动过速及室性震颤等。SLN 作为利多卡因的新型缓释递药系统，可以延长药物局部麻醉作用时间。目前，临床上尚未有利多卡因 SLN 产品批准上市。

【操作注意】

（1）热均质法制备 SLN 时，热均质化过程应在高于脂质熔点的温度下进行。

（2）高压均质会增加样品温度（500 bar 时约为 10℃），高温可能增加药物和载体的降解。因此，在大多数情况下，在 500~1 500 bar 下进行 3~5 次均质循环即可。高压均质时，禁止在无物料的情况下运行均质机。

（4）在薄膜 - 超声分散法实验过程中，需使三氯甲烷挥发完全，尽量使脂质在瓶壁上形成的薄膜平且薄。

【注解】在 SLN 处方中脂质含量通常在 5%~10% 的范围内较合适。此外，在制备 SLN 时可使用复合乳化剂或添加嵌段共聚物等两亲性分子增强 SLN 的载药能力和稳定性。脂质的多晶型转变有时会导致 SLN 颗粒聚集凝胶化，而多晶型转变很大程度上受到光、温度和剪切力的影响。因此，基于不同脂质需要优化 SLN 的处方组成、制备温度、剪切速度和压力，并注意避光，从而防止 SLN 凝胶化。

2. 尼莫地平 SLN

【处方】

尼莫地平	0.05 g
单硬脂酸甘油酯	0.1 g
大豆磷脂	0.1 g
泊洛沙姆 188	0.5 g
聚山梨酯 -80	0.1 g
无水乙醇	5 mL
注射用水	适量

【制备】采用纳米乳－超声分散法制备尼莫地平 SLN。取 0.05 g 尼莫地平、0.1 g 单硬脂酸甘油酯和 0.1 g 聚山梨酯 -80，加入 5 mL 无水乙醇，加热至 70℃溶解。再取 0.1 g 大豆磷脂加入，搅拌溶解制得脂质溶液。取 0.5 g 泊洛沙姆 188 加入 30 m 注射用水中，加热至 70℃，轻微搅拌使之完全溶解，制得泊洛沙姆 188 水溶液。在恒温磁力搅拌器中，70℃下将脂质溶液缓慢滴入水溶液中，搅拌速度设为 2 400 r/min，持续搅拌 20 min，制得初乳。随后，在相同搅拌速度下，将纳米乳热溶液迅速倒入 30 mL 冷注射用水中（2～4℃），继续搅拌 5 min 后，置于超声波细胞破碎仪下进行超声分散，超声功率 360 W，超声时间 5 min。所得纳米粒经 0.45 μm 微孔滤膜过滤，即得尼莫地平 SLN。

【质量检查】观察尼莫地平 SLN 的外观性状。

测定粒径、PDI 和 Zeta 电位。取尼莫地平 SLN 成品，加入纯水稀释 10 倍，水浴超声分散均匀，室温下，使用激光粒度分析仪测定 SLN 平均粒径及 PDI、Zeta 电位。

包封率与载药量。取 1 mL 尼莫地平 SLN 成品，经高速冷冻离心机 12 000 r/min 离心 30 min，弃上清液，将沉淀的纳米粒移至 25 mL 容量瓶中，在 80℃水浴中加无水乙醇破乳溶解并定容，经 0.45 μm 微孔滤膜过滤，稀释后采用高效液相色谱法测定药物含量，色谱柱以十八烷基硅烷键合硅胶为填充剂，以甲醇－乙腈－水（35：38：27）为流动相，检测波长为 235 nm，进样体积为 10 μL。计算 SLN 中包载的药物量，按照利多卡因 SLN 质量检查项下公式计算包封率和载药量。

【用途】尼莫地平用于预防血管性头痛发作，或治疗蛛网膜下腔出血并发的脑血管痉挛和改善急性脑血管病恢复期的血液循环。尼莫地平口服生物利用度不超过 15%，体内半衰期不到 2 h。SLN 作为尼莫地平的新型缓释递药系统，可以提高药物口服生物利用度，延长体内半衰期，提高药效。目前，临床上尚未有尼莫地平 SLN 产品批准上市。

【操作注意】

（1）在初乳形成时，为避免乳滴发生聚集，必须施加足够的外剪切力才能使脂质相迅速分散于水相中，形成微小乳滴。因此，制备初乳需保证足够的搅拌速度。

（2）测定粒径和 Zeta 电位时，样品应澄明，无杂质。样品池内若有气泡，需将气泡排尽后测定，避免测定结果出现不存在的"大颗粒"。

（3）尼莫地平对光敏感，在制备过程中需进行避光处理。

【注解】纳米乳－超声分散法制备的 SLN 的粒径与纳米乳初始粒径、纳米乳与冷水的温差，以及冷水稀释时纳米乳是否发生聚集有关。冷却时，微小乳滴与低温水相温差大、整体接触面积大，冷却作用更均匀，并能够快速结晶而避免乳滴间融合，有利于形成小粒径 SLN，并减少药物渗漏。

四、实验结果与讨论

描述利多卡因 SLN 成品外观性状，测定成品粒径、PDI、Zeta 电位，以及包封率及载药量。

描述尼莫地平 SLN 成品外观性状，测定成品粒径、PDI、Zeta 电位，以及包封率及载药量。

将上述结果填于表 30-1 中。考察不同方法制备的 SLN 理化性质有何不同，并讨论其可能的原因。

表 30-1　SLN 质量检查结果

理化性质＼制备工艺	热均质法	薄膜－超声分散法	纳米乳－超声分散法
外观			
粒径			
PDI			
Zeta 电位			
包封率			
载药量			

五、思考题

1. 固体脂质纳米粒与脂质体、乳剂的区别有哪些？
2. 影响固体脂质纳米粒的稳定性因素有哪些？如何提高固体脂质纳米粒的稳定性？
3. 如何根据药物的理化性质，选择合适的固体脂质纳米粒制备工艺？

附录

（一）高压均质机的实验原理及基本操作

高压均质机是一种利用高压往复泵传递和输送物料的设备，在食品、生命科学和制药等领域广泛应用。该机主要由传动系统、均质阀和柱塞泵组成，液体物料在经过工作阀区时，受到高压压缩，物料以高速流过间隙并承受强烈的剪切应力，同时与金属环碰撞产生强大的撞击力，并由于压力的快速下降和上升诱发空穴效应，综合高压产生的剪切、撞击和空穴等作用，高压均质机将最初的粗乳液或悬浮液转化为均一、稳定和粒径更小的乳液或悬浮液。

高压均质机设计达到的压力较高，因此良好的操作习惯可预防和避免人员受伤及设备受损。为了正确安全地使用设备，操作人员应定期检查设备以确保其正常运转并预防潜在问题。如确认仪器电源接通、零件连接正确并完全锁紧、阀组装正确、垫圈完好无损、进料管清洁、均质阀手轮完全松开但不过松、压力表上开关显示数值为零、密封圈和柱塞密封等，并确保均质液体无杂质和金属颗粒。

高压均质机操作规程：

（1）开机：将纯水注入进料斗，排出管道中的空气。检查均质阀手轮是否完全松开，然后接通电源并打开仪器的开机键，启动均质机。通过调节泵的频率来控制物料流出速度，确保物料流出均匀连续且无异常噪声。注意：严禁在均质阀手轮旋紧的情况下启动均质机，因为突然的过载负荷会对马达造成严重损伤。

（2）调节均质压力：调节均质阀的压力，逐渐顺时针旋转手轮，使压力缓慢而稳定地升高至所需总压力。

（3）均质：当进料斗中纯水到达底部时，向进料斗中加入需要进行高压均质的液体物料。在均质过程中，操作人员应随时关注进料斗内的存储量，并及时补充物料。禁止在无物料情况下长时间运行均质机。最后一次循环结束后，需要排放压力，缓慢逆时针转动手轮，将压力稳定地降低至零并排出设备内所有物料。

（4）仪器清洗及保养：均质结束后，先向进料斗中注入纯水，并启动设备进行无压力运行，清洗均质机进料斗及管路直至干净。接着向进料斗中加入75%乙醇，再次开机进行无压力运行，清洗均质机进料斗及管路直至干净。然后关闭设备并向进料斗中注入约2/3的75%乙醇，并用保鲜膜密封。最后切断电源。

（二）固体脂质纳米粒的其他制备方法

目前，已有多种技术用于SLN的制备，不同的制备方法对于实现SLN理化性质的优化和功能化设计具有重要的意义，其制备方法的不断发展和完善将推动SLN的应用，其对于制药行业意义重大。

1. 微乳法　微乳法（microemulsion method）是从热微乳中沉淀形成固体脂质纳米粒分散液的一种方法。该方法中，将药物溶解于熔融固体脂质，高温下（65~70℃）将脂质与含有表面活性剂或助表面活性剂的热水溶液混合搅拌，制备热微乳。再将热微乳通过一个恒温注射器分散在2~4℃的冷水中，机械搅拌下形成SLN。该方法中，所形成的微乳是热力学稳定系统，其稳定性主要依靠加入的表面活性剂。通常微乳处方中脂质含量约10%、表面活性剂含量约15%或助表面活性剂含量10%左右。此外，该方法所选的脂质应具有低熔点。一般情况下微乳与水的稀释比例为1∶25或1∶50。利用微乳法可以实现SLN的大规模生产。在工业上，微乳液在一个大罐中生产，通过温控装置加热。随后，通过将微乳液转移到冷水箱中进行脂质沉淀来制备SLN。多余的水可用超滤法或冻干法除去。

2. 复乳法　复乳法（double emulsion method）主要用于制备负载亲水性药物和一些大分子生物药物（如多肽、蛋白等）的 SLN。利用 W/O/W 复乳的内水相包载水溶性药物，能避免药物在溶剂蒸发过程中因结构不稳定而泄漏到外水相中。在该方法中，将药物溶解在水溶液中，将脂质溶于有机相中，水相和脂质有机相混合乳化，通常在水相中加入合适的赋形剂（如明胶、泊洛沙姆 407）作为稳定剂，以形成初级 W/O 乳液。W/O 初乳再分散于含有乳化剂的水溶液中，持续搅拌形成 W/O/W 复乳，再经长时间搅拌去除有机溶剂，水相沉淀出脂质纳米粒。该方法受到溶剂的性质以及亲水性药物、溶剂和赋形剂的相互作用的影响。

3. 溶剂乳化扩散技术　溶剂乳化扩散（solvent emulsification diffusion）技术是将脂质和药物溶解在水饱和的有机溶剂中，在不断搅拌下，制备水饱和的有机相；再将含有表面活性剂的水溶液用有机溶剂饱和，制备有机溶剂饱和的水相。将两者混合，形成初乳，用水进一步分散初乳，因水的比例增加，SLN 在外水相中形成。该方法中，溶剂选择极其重要，乳剂和水的比例一般为 1：5 或 1：10。SLN 分散体可以使用透析膜进行超滤纯化，透析膜截止值约为 100 000 kDa。

4. 乳化 – 溶剂挥发法　乳化 – 溶剂挥发法（emulsion-solvent evaporation method）是将疏水性药物和脂质成分溶解于挥发性有机溶剂中，制得油相。再在高速搅拌下将油相加入含有表面活性剂的水溶液中乳化，之后通过减压蒸发除去有机溶剂，脂质微粒在水相中沉淀形成 SLN。通过改变有机相中脂质的浓度，可以改变 SLN 的粒径，通常处方中脂质含量越低获得的 SLN 颗粒粒径越小。乳化 – 溶剂挥发法可避免加热过程，适用于热敏性药物，但残留的有机溶剂可能产生毒性，需考察有机溶剂残留量。

5. 膜接触法　膜接触法（membrane contactor method）是近年来新兴的一种技术，在乳剂制备中较常用，目前也用于制备 SLN。该技术中，将熔融的脂质在高于其熔点的温度下通过膜的微孔，此时膜孔相当于毛细管，使通过的脂质在一定压力下形成小液滴，小液滴在膜孔出口进入循环的水相中并均匀分散，经室温冷却形成 SLN。膜接触法制备简单，但各种工艺参数（水、脂质相温度、脂质相压力、水相横流速度、脂质量和膜孔径）影响 SLN 的粒径大小。较高的脂质含量会降低脂质相的流速，同时使膜的性能恶化，膜通透性变差，SLN 的平均粒径增加。

6. 超临界流体技术　超临界流体（supercritical fluid, SCF）技术在制备 SLN 中是一种相对较新的方法。超临界二氧化碳倾向于溶解亲脂性药物，与超声技术相结合，可用于制备 SLN。其原理是从压缩的反溶剂中沉淀出药物微粒，SCF 被选作溶质的反溶剂。该技术是将溶质溶于溶剂中，SCF 能完全或者部分溶于溶剂中，但与溶质完全不混溶或不完全溶解。当溶液喷射到流动的 SCF 时，不溶于 SCF 的溶质就会沉淀析出形成微粒。SCF 技术具有相对较低的临界温度、低成本、无溶剂处理等优点。使用 SCF 法制备 SLN 的另一种方法是"乳剂超临界流体萃取法"（supercritical fluid extraction of emulsions, SFEE）。类脂物质和药物溶解在亲脂溶剂中，如三氯甲烷。将含有表面活性剂的有机溶液与含有助表面活性剂的亲水性溶液混合，所得产物经高压均质机处理，形成 O/W 乳状液，O/W 乳状液以稳定的速度从萃取柱顶部进入，SCF 以稳定流速从萃取柱底部逆流进入形成对流。SLN 便在连续萃取过程中形成。

（张远冬）

实验三十一 微球的制备

一、实验目的与要求

1. 掌握微球常用的制备方法。
2. 熟悉微球常用的高分子材料。
3. 了解影响微球形成及其形态和大小的因素。

二、基本概念与实验原理

微球（microsphere）是指药物溶解或分散在载体辅料中形成的微小球状实体。通常粒径在 1 ~ 250 µm 的称微球，而粒径在 0.1 ~ 1 µm 的称亚微球，粒径在 10 ~ 100 nm 的称纳米球。药物制成微球后具有以下特点：靶向性、缓释与长效性、栓塞性、提高药物的稳定性及使液体药物固态化，将油类、香料、脂溶性维生素包裹成微粒使之固化等。制备微球的高分子材料主要包括：天然高分子材料，如明胶、阿拉伯胶、海藻酸钠、蛋白类、壳聚糖、淀粉等；半合成类高分子材料，如纤维素类衍生物（羧甲纤维素钠、邻苯二甲酸醋酸纤维素、乙基纤维素等）；合成类高分子材料，如聚酯类（聚乳酸、聚酰胺、聚酸酐等）。

微球常用的制备方法包括乳化－化学交联法、乳化－加势固化法、乳化－溶剂蒸发法、离子交联法和喷雾干燥法等。乳化－化学交联法是利用带有氨基的高分子材料易和其他化合物相应的活性基因发生反应的特点，交联制得微球，这些高分子材料包括明胶、淀粉、壳聚糖等。乳化－加势固化法是利用蛋白遇热变性的性质制备微球，将含药白蛋白水溶液缓慢滴入油相中乳化，再将乳浊液滴入已经预热至 120 ~ 180℃ 的油中，搅拌固化、分离、洗涤，即得微球，常用的载体为血清白蛋白，如氟尿嘧啶蛋白微球的制备。乳化－溶剂蒸发法（液中干燥法）的基本原理是将不相混溶的两相通过机械搅拌或超声乳化方式制成乳剂，内相溶剂挥发除去，成球材料析出，固化成微球，常用于聚乳酸（PLA）、聚乳酸－乙醇酸共聚物（PLGA）等微球的制备，如利福平乙基纤维素微球的制备。离子交联法是一种常见的生物大分子交联方法，它是利用高分子材料中的负离子与多价阳离子形成交联结构的原理，将生物大分子固定在一起，形成稳定的三维结构。喷雾干燥法以白蛋白为材料，将药物分散在材料的溶液中，再用喷雾法将此混合物喷入热气流中使液滴干燥固化得到微球。

微球的质量评价一般包括形态、粒径及其分布、载药量、包封率、释药速度、有机溶剂的限度等。微球制剂除应当符合《中国药典》（2020 年版）四部的指导原则要求外，还应当符合制剂的相关规定。若微球制成缓释、控释、迟释制剂，则还应符合其相应指导原则的有关规定。

三、实验内容

（一）仪器与材料

1. 设备　三颈瓶、光学显微镜、电子分析天平、粒度分析仪、恒温水浴锅、电动搅拌器、循环真空泵、高速离心机、台式自动离心机、长针头注射器、西林瓶等。

2. 材料　氟尿嘧啶、布洛芬、明胶、牛血清白蛋白、液体石蜡、司盘 –80、甲醛、异丙醇、乙醚、氢氧化钠、蒸馏水、海藻酸钠、氯化钙、壳聚糖、醋酸、蓖麻油、焦磷酸钠等。

（二）实验部分

1. 明胶微球的制备

（1）处方

液体石蜡	50 mL
明胶	3.0 g
司盘 –80	1.0 g
蒸馏水	15 mL
甲醛	6 mL
异丙醇	80 mL
乙醚	适量

（2）制备：采用乳化 – 化学交联法制备明胶微球。称取明胶 3.0 g，加入蒸馏水 15 mL，浸泡溶胀后，移至 50℃水浴搅拌均匀即得明胶溶液。取液体石蜡 50 mL 于三颈瓶，加 1.0 g 司盘 –80，置 50℃恒温水浴中。取明胶溶液 15 mL 在电动搅拌器搅拌下缓慢加入，搅拌乳化 10 min，转速以不溢出为宜。移置冰浴，继续搅拌，当冷却至 5℃以下后，滴加 6 mL 甲醛，搅拌固化 10 min，再加入 50 mL 异丙醇搅拌 10 min，抽滤，用异丙醇洗涤 2 次（每次用量 15 mL），再用乙醚洗涤 2 次（用量同上），待有机溶剂自然挥发即得粉末状明胶微球。

（3）质量检查

1）形态：取制得的明胶微球少许，均匀涂布于载玻片上，滴加 1 滴生理盐水，用光学显微镜观察明胶微球颗粒的形态。

2）粒径及分布：用粒度分析仪测定明胶微球的粒径及其分布。

3）流动性：微球的流动性以测定其休止角的大小来衡量。

【操作注意】①明胶黏性较大，配制溶液时需充分溶胀，再加热熔解。②明胶微球制备采用乳化交联法，先制备 W/O 型乳液，故选择司盘 –80 为乳化剂，用量为油相的 1% 左右。如乳化剂用量太少，形成的乳液不稳定，在加热时易黏连。③乳化搅拌时间不宜过长，否则会导致粒径增大。搅拌速度增加有利于减小微球粒径，但以不产生大量泡沫为宜。④为了减小微球的粒径，应适当降低明胶溶液浓度、升高温度、加快搅拌速度和提高司盘 –80 的加入量。⑤甲醛为固化剂，温度在 5℃下有利于微球固化；异丙醇为脱水剂，可使微球进一步固化及干燥；乙醚用于洗涤残余的液体石蜡和异丙醇。

2. 海藻酸钠微球

（1）处方

海藻酸钠	1 g
蒸馏水	50 mL
2% 氯化钙溶液	100 mL

（2）制备：采用离子交联法制备海藻酸钠微球。称取 1 g 海藻酸钠，加入 50 mL 蒸馏水溶解，放置溶胀 12 h，即得。用注射器将海藻酸钠溶液逐滴滴入不断搅拌的 2% 氯化钙溶液中，针头距液面 8 ~ 15 cm，钙化 2 h。完毕后，用水冲洗 3 次，抽滤后置干燥箱中干燥 12 h，即得海藻酸钠空白微球。

（3）质量检查

1）形态：取制得的海藻酸钠微球少许，均匀涂布于载玻片上，滴加 1 滴生理盐水，用光学显微镜观察微球颗粒的形态。

2）粒径及分布：用粒度分析仪测定海藻酸钠微球的粒径及其分布。

3）流动性：微球的流动性以测定其休止角的大小来衡量。

【操作注意】①海藻酸钠溶液配制时需充分溶胀。②采用离子交联法制备海藻酸钠微球，将预先配制好的海藻酸钠溶液注入氯化钙溶液时需注意液滴要逐滴滴入，且滴速控制在每 2 ~ 3 秒 1 滴，针头距液面的高度在 8 ~ 15 cm，太高所得微球呈扁平状，太低则容易拖尾。③海藻酸钠的浓度一般在 1% ~ 3%，浓度太低不易成型；浓度太高则不易滴制，同时所得的微球易拖尾。

3. 布洛芬壳聚糖载药微球的制备

（1）处方

布洛芬	0.2 g
壳聚糖	0.5 g
2% 乙酸	50 mL
0.1 mol/L NaOH	适量
0.7 g/L 焦磷酸钠溶液	140 mL

（2）制备：采用离子交联法制备布洛芬壳聚糖载药微球。先称取 0.5 g 的壳聚糖溶于 50 mL 2% 乙酸溶液中，制得 1% 的壳聚糖乙酸溶液，然后用循环真空泵抽滤除去杂质。在室温下，向壳聚糖乙酸溶液中滴加 0.1 mol/L NaOH 溶液，调节 pH 至 4.5。加入 0.2 g 的布洛芬，搅拌 30 min 使其成为均匀的混悬液。在 20 min、325 r/min 的条件下，将 140 mL 0.7 g/L 的焦磷酸钠溶液滴加到上述混悬液中，停止反应后，加入 30 mL NaOH（0.1 mol/L）溶液，形成絮状沉淀，用台式低速自动离心机 3 000 r/min 离心 4 min，弃去上层清液，用水洗涤产物 3 次，最后将产物在 −43℃的条件下冻干 24 h，即得。

（3）质量检查

1）形态：取制得的布洛芬壳聚糖载药微球少许，均匀涂布于载玻片上，滴加 1 滴生理盐水，用光学显微镜观察微球颗粒的形态。

2）粒径及分布：用粒度分析仪测定布洛芬壳聚糖载药微球的粒径及其分布。

3）流动性：微球的流动性以测定其休止角的大小来衡量。

【操作注意】壳聚糖在酸性条件下产生的 $-NH_3^+$ 带正电荷，而焦磷酸钠在水溶液中可产生阴离子，壳聚糖的氨基阳离子与焦磷酸钠上的阴离子发生静电吸附反应，紧紧吸附在一起。

4. 氟尿嘧啶白蛋白微球的制备

（1）处方

氟尿嘧啶	0.3 g
牛血清白蛋白	0.25 g
蓖麻油	适量
乙醚	适量
蒸馏水	适量

（2）制备：称取 0.3 g 氟尿嘧啶置于西林瓶中，加蒸馏水 25 mL，在 50℃ ± 1℃加入 0.25 g 牛血清白蛋白，搅拌下（4 000 r/min）滴入 100 mL 的蓖麻油中，加完后，继续搅拌 5 min，超声 10 min 得初乳。另取蓖麻油 100 mL，加热至 160℃，搅拌下（2 000 r/min）将初乳加入，保温固化 10 min 后，冰水浴搅拌冷却，加入乙醚，搅拌，离心，倾去上层油醚液，用乙醚洗涤 3～4 次，挥尽乙醚，即得。

（3）质量检查

1）形态：取制得的氟尿嘧啶白蛋白微球少许，均匀涂布于载玻片上，滴加 1 滴生理盐水，用光学显微镜观察微球颗粒的形态。

2）粒径及分布：用粒度测定仪测定氟尿嘧啶白蛋白微球的粒径及其分布。

3）流动性：微球的流动性以测定其休止角的大小来衡量。

四、实验结果与讨论

将实验制备的各类微球表征结果填于表 31-1 中。

表 31-1　各类微球形态、粒径及流动性测定结果

种类	形态	粒径及分布	休止角
明胶微球			
海藻酸钠微球			
布洛芬壳聚糖载药微球			
氟尿嘧啶白蛋白微球			

五、思考题

1. 影响微球粒径大小的关键因素有哪些？具体说明如何控制微球不黏连。

2. 加热交联固化的机制是什么？试分析温度和时间是如何影响交联过程的。

附录

形态、粒径及其分布的检查

　　微球的形态可采用光学显微镜、扫描电子显微镜或透射电子显微镜等观察，均应提供相应的照片。对于粒径及其分布，应提供粒径的平均值及其分布的数据或图表。测定粒径的方法包括光学显微镜法、电感应法、光感应法或激光衍射法等。粒径分布常用各粒径范围内的粒子数量或百分率表示；有时也可用跨距来表示，跨距越小，粒径分布越窄，即粒子大小越均匀。

$$跨距 = (D_{90} - D_{10})/D_{50} \qquad (31-1)$$

　　式中，D_{10}、D_{50}、D_{90} 分别指粒径累积分布图中 10%、50%、90% 处所对应的粒径。

　　如需作图，将所测得的粒径分布数据，以粒径为横坐标，以频率（每一粒径范围的粒子个数除以粒子总数所得的百分率）为纵坐标，即得粒径分布直方图。另外，以各粒径范围的频率对各粒径范围的平均值可作粒径分布曲线。

（何　宁）

实验三十二　　微囊的制备

一、实验目的与要求

　　1. 掌握单凝聚法和复凝聚法制备微囊的工艺及原理。
　　2. 熟悉光学显微镜测定微囊粒径的方法。
　　3. 了解利用计算机软件测定微囊粒径及其分布的方法。

二、基本概念与实验原理

　　微囊是指固态或液态药物被载体包封成的微小胶囊，通常粒径在 $1 \sim 250\ \mu m$。药物微囊化后，可延缓药物的释放，提高药物的稳定性，改善某些药物的不良气味和口味，降低药物对胃肠道的刺激性，减少复方制剂的配伍禁忌，改善药物的流动性和可压性，使液态药物固体化。

　　制备微囊常用的囊材可分为三大类。第一类是天然材料，如壳聚糖、阿拉伯胶、海藻酸钠和明胶等，其中明胶是最常用的囊材，按水解方法不同分为 A 型和 B 型，A 型明胶由酸法水解制得，其等电点为 pH $7.0 \sim 9.0$，B 型明胶由碱法水解制得，其等电点为 pH $4.7 \sim 5.0$，两种明胶在成膜性能上无明显差别，可根据药物对酸碱的要求选用 A 型或 B 型。第二类是半合成材料，如羧甲纤维素钠、甲基纤维素、乙基纤维素和羟丙甲纤维素等。第三类是合成材料，如聚乳酸和聚乳酸 – 羟基乙酸共聚物等。

　　微囊的制备方法常分为物理化学法、物理机械法以及化学法，其中物理化学法中的单凝聚法和复凝聚法应用较广泛。单凝聚法是指将药物混悬或乳化在囊材溶液中，然后加入凝聚剂造成相分离，使囊材凝聚成膜而制成微囊，再用甲醛、戊二醛等溶液固化制备而成。例如，在使用明胶作囊材时，由于可溶性无机盐等凝聚剂的加入，使明胶的溶解度降低，最后从溶液中析出而凝聚形成微囊。然而这种凝聚是可逆的，一旦解除凝聚的条件，就可发生解凝聚，使微囊很快消失。在制备过程中可经过多次凝聚、解凝聚，直到形成满意形状的微囊为止。最后加入交联剂甲醛或戊二醛，使明胶分子互相交联形成网状结构而固化，可得到不凝结、不黏连、不可逆的球形或类球形微囊，其交联程度因醛的浓度、溶液 pH、反应时间、温度等因素而不同，一般囊材溶液 pH 为 8~9 时有利于交联反应进行完全。

复凝聚法是利用两种高分子聚合物在不同 pH 时电荷的变化（产生相反的电荷）引起凝聚而形成微囊。例如，使用明胶与阿拉伯胶两种高分子材料为囊材制备微囊，将囊材溶液的 pH 调节至明胶的等电点以下使其带正电（pH 4.0 左右），而阿拉伯胶则带负电。由于正负电荷的相互吸引交联形成络合物，溶解度降低而凝聚成囊，再用甲醛交联固化，洗去甲醛，即得球形或类球形微囊。

微囊的质量检查项目主要包括形态、粒径及其分布、载药量和包封率、残留有机溶剂的限度和突释效应等。

三、实验内容

（一）仪器与材料

1. 仪器　研钵、烧杯、量筒、移液管、电子分析天平、玻璃棒、试管、纱布、漏斗、铁架台、恒温水浴锅、电炉、磁力搅拌器、pH 计、组织匀浆机、光学显微镜等。

2. 材料　鱼肝油、明胶、乙酸、硫酸钠、甲醛、阿拉伯胶、氢氧化钠、蒸馏水等。

（二）实验部分

1. 鱼肝油微囊的制备（单凝聚法）

（1）处方

鱼肝油	2 g
明胶	2 g
40% 硫酸钠溶液	适量
37% 甲醛溶液	2.4 mL
蒸馏水	适量

（2）制备

1）明胶水溶液：称取明胶 2 g，加入蒸馏水 10 mL，浸泡溶胀后，50℃水浴下搅拌、溶解并保温。

2）40% 硫酸钠溶液：称取无水硫酸钠 36 g 加入 150 mL 烧杯中，加入蒸馏水 90 mL，50℃水浴下搅拌、溶解并保温。

3）鱼肝油乳状液：称取鱼肝油 2 g 加入 150 mL 烧杯中，加入已制备好的明胶水溶液 10 mL，加蒸馏水稀释至 60 mL，用组织匀浆机剪切乳化 1~2 min 即得。

4）微囊的制备：将盛放鱼肝油乳状液的 150 mL 烧杯置于 50℃水浴中，搅拌下缓慢将 40% 硫酸钠溶液滴入鱼肝油乳状液中，置光学显微镜下观察，以成囊为度（需要硫酸钠溶液 10 ~ 12 mL），准确记录该成囊系统所用 40% 硫酸钠溶液的体积；另配硫酸钠稀释液，根据成囊系统中所用 40% 硫酸钠溶液的体积，计算出系统中硫酸钠的浓度，则所需硫酸钠稀释液的浓度为（$c + 1.5$）%，所需硫酸钠稀释液的体积为成囊系统体积的三倍。按照上述要求称取硫酸钠，配制稀释液，50℃水浴保温待用；继续在搅拌条件下，将硫酸钠稀释液倒入成囊系统中，分散微囊，然后置于冰浴条件下降温至 5 ~ 10℃，加 37% 甲醛溶液 2.4 mL，搅拌 15 min，用 20% 氢氧化钠溶液调节 pH 至 8 ~ 9，继续搅拌 1 h，静置，待微囊沉降完全，抽滤，用蒸馏水清洗至洗出液无甲醛（Schiff 试剂检查不显色）为止，抽干，即得。

（3）质量检查：通过光学显微镜观察微囊形态学特征，测定粒径及粒径分布。

【用途】治疗佝偻病与夜盲症，可预防或治疗由维生素 A 或维生素 D 缺乏所引起的疾病。

【操作注意】①为避免离子干扰凝聚，制备及洗涤容器均需用蒸馏水。② 40% 硫酸钠溶液在温度低时会析出晶体，配好后用 50℃水浴保温备用。③在 5 ~ 10℃加入甲醛固化，可以提高固化效率。固化完成后应将甲醛洗净，避免其毒性。

【注解】硫酸钠稀释液的浓度至关重要，浓度过高或过低时会导致微囊黏连成团或溶解。成囊后需继续搅拌，并立即计算出稀释液的浓度。例如，成囊已用 40% 硫酸钠溶液 10 mL，而鱼肝油乳状液体积为 60 mL，则成囊系统的体积为 70 mL，其硫酸钠浓度为（40% × 10 mL）/70 mL = 5.7%，增加 1.5%，即（5.7 + 1.5）% = 7.2% 就是稀释液的浓度。

2. 鱼肝油微囊的制备（复凝聚法）

（1）处方

鱼肝油	3 g
明胶	3 g
阿拉伯胶	3 g
37% 甲醛溶液	2.5 mL
10% 乙酸溶液	适量
20% 氢氧化钠溶液	适量
蒸馏水	适量

（2）制备

1）明胶溶液的配制：称取处方量明胶，加入适量蒸馏水，浸泡溶胀后，加蒸馏水至 60 mL，50℃水浴下搅拌、溶解，并保温；

2）蒸馏阿拉伯胶溶液的配制：量取 40 mL 蒸馏水置于烧杯中，称取处方量阿拉伯胶粉末撒于水面，待粉末润湿、膨胀下沉后，60℃水浴下搅拌、溶解，加水至 60 mL，待用；

3）蒸馏鱼肝油乳状液的制备：称取处方量鱼肝油，加入上述阿拉伯胶溶液 60 mL，用组织匀浆机剪切乳化 10 s，混匀，即得鱼肝油乳状液；

4）蒸馏微囊的制备：将鱼肝油乳状液加入大烧杯中，放置于 50℃水浴，加入配制好的明胶溶液，混匀，并在不断搅拌下，向其中滴加 10% 乙酸溶液，至 pH 4.0 为止（用广范 pH 试纸）；将 30℃左右 240 mL 蒸馏水（约为成囊系统体积的两倍）倾入上述微囊液中，然后放置于室温中自然冷却至 30℃左右，向其中加入适量冰块，继续搅拌极速降温至 10℃以下，加入 37% 甲醛溶液 2.5 mL，继续搅拌 15 min，用 20% 氢氧化钠溶液调节 pH 至 8～9，继续搅拌 1 h，静置，待微囊沉降完全，抽滤，用蒸馏水清洗至洗出液无甲醛（Schiff 试剂检查不显色）为止，抽干，即得。

（3）质量检查：光学显微镜下观察制得的微囊的形状，测定其粒径及其分布。

> 【用途】治疗佝偻病与夜盲症，可预防或治疗由维生素 A 或维生素 D 缺乏所引起的疾病。
>
> 【操作注意】①选取适宜的搅拌速度，以避免微囊的黏连，但要避免搅拌过快产生大量泡沫，以泡沫最少为宜，必要时可加入几滴戊醇或辛醇消泡，可提高收率。②交联固化前切勿停止搅拌，以免微囊黏连成团。③加入 30℃蒸馏水的目的是稀释凝聚囊，以改善微囊形态；应搅拌至 5～10℃加入甲醛，保证交联固化效果。
>
> 【注解】复凝聚法制备微囊时，乙酸溶液调节 pH 是关键，调节 pH 时一定要将溶液搅拌均匀，并使最终的 pH 为 3.8～4.0。

四、实验结果与讨论

1. 记录采用单凝聚法和复凝聚法所制备的鱼肝油微囊的形态和粒径大小，并填于表 32-1 中。

表 32-1　鱼肝油微囊的测定结果

制备方法	外观	颜色	形状	大小	
				最大粒径 /nm	平均粒径 /nm
单凝聚法					
复凝聚法					

2. 绘制光学显微镜下微囊形态图，并以粒径为横坐标，以频率（每一粒径范围的粒子个数除以粒子总数所得的百分率）为纵坐标，绘制粒径分布直方图；或以各粒径范围的频率对各粒径范围的平均值绘制粒径分布曲线。

3. 基于单凝聚法和复凝聚法的成囊机制，分析讨论两种方法制备的鱼肝油微囊有何不同及其原因。

五、思考题

1. 什么样的药物适合制备成微囊？

2. 单凝聚法与复凝聚法工艺有什么异同？对药物有什么要求？

3. 影响微囊的粒径和收率的影响因素有哪些？控制微囊粒径对药物的体内行为有何影响？

4. 微球和微囊在制备、性质及应用上有何异同点？

附录

Schiff 试剂的配制及保存方法

将 100 mL 蒸馏水于锥形瓶中加热至沸腾，去火，加入 0.5 g 碱性品红，时时振荡，并保持微沸 5 min 后，室温冷却至 50℃时过滤，在滤液中加入 10 mL 的 1 mol/L 盐酸，冷却至 25℃时再加入 0.5 g 偏重硫酸钠，充分振荡后塞紧瓶塞，将溶液于暗处静置 12~24 h。待其颜色由红色褪至淡黄色后，再加入 0.5 g 活性炭，搅拌 5 min，过滤，滤液为无色澄清液，置棕色瓶中密封，外包黑纸，储于 4℃冰箱中备用。储存中若出现白色沉淀，则不可再用；若颜色变红，则可加入少许亚硫酸氢钠使之转变为无色后，仍可再用。Schiff 试剂应临用新配。

（张金洁）

实验三十三　纳米乳的制备

一、实验目的与要求

1. 掌握纳米乳的制备方法。
2. 熟悉纳米乳的形成原理和基本特征。

二、基本概念与实验原理

根据《中国药典》（2020 年版）四部 9014 微粒制剂指导原则，亚微乳系指将药物溶于脂肪油／植物油中，通常经磷脂乳化分散于水相中形成 100~600 nm 粒径的 O/W 型微粒载药分散体系，粒径在 50~100 nm 的称纳米乳。纳米乳和亚微乳也可经冷冻干燥技术制备得到固态冻干制剂，称为干乳剂。该类产品经适宜稀释剂水化分散后可得均匀的亚微乳或纳米乳。纳米乳是由油相（O）、水相（W）、乳化剂按适当比例乳化形成的一种热力学和动力学稳定的微粒给药系统。纳米乳有三种基本类型，即水包油（O/W）型纳米乳、油包水（W/O）型纳米乳和双连续型纳米乳。纳米乳通常采用高能乳化法制备，先利用搅拌器得到一定粒度分布的常规粗乳，然后再利用高压均质机或者超声波等方法，对粗乳进行均质处理，得到纳米乳。自乳化纳米系统是指油相、乳化剂、助乳化剂等组成的均匀透明的分散体系，在胃肠道蠕动作用下遇胃肠液即可自发形成 O/W 型纳米乳。纳米乳或自乳化纳米系统也可进一步包封于软质囊材中，制备成软胶囊，或可压制成片剂等剂型。

纳米乳的油相有助于增加难溶性药物的溶解度，从而提高药物的包载效率。因此，药物在油相中的溶解度是选择油相的关键因素，通常选择植物油或脂肪酸酯。脂肪酸酯流动性好、自乳化性能好，常用于制备纳米乳。乳化剂的关键作用是降低界面张力形成界面膜，促进纳米乳的形成。常用的乳化剂除了天然乳化剂如大豆磷脂和卵磷脂外，还有合成乳化剂如聚山梨酯 -80、聚氧乙烯蓖麻油（Cremophol EL 35，RH40）、聚乙二醇 -12- 羟基硬脂酸酯（Solutol HS 15）、泊洛沙姆等。助乳化剂可以协助乳化剂降低油水界面张力，降低乳化剂的相互排斥力及电荷斥力，提高界面膜的柔顺性和流动性，以便形成稳定的纳米乳剂。此外，助乳化剂还能调节乳化剂的亲水亲油平衡值（hydrophile-lipophile balance，HLB），提高乳剂的稳定性，使形成的乳滴直径较小。常用的助乳化剂有乙醇、丙二醇、聚乙二醇 400 等。在处方设计时，需要考虑辅料的安全性，应选择乳化性能好、毒性小的乳化剂及助乳化剂。

对于纳米乳的处方设计以及优化方法，通常有以下步骤：首先通过药物的溶解度实验，确定乳化需要的最佳 HLB 值，选择合适的油相、乳化剂、助乳化剂类型，接着采用伪三相图法或星点设计 - 效应面优化法确定各相的比例。纳米乳载药的方法则根据药物性质来定。若药物溶解于油相，可先将药物溶于油相后再制成乳剂；若药物溶于水相，可先将药物溶于水后再制成乳剂；若药物不溶于油相也不溶于水相，可用亲和性大的液相研磨药物后再制成乳剂。纳米乳的质量评价可以用粒径大小及分布、Zeta 电位、药物包封率、稳定性、体外药物释放行为等作为评价指标。与普通乳剂相比，纳米乳的优势在于：①热力学稳定，易于制备；②对不同类型的药物均具有较强的增溶能力；③更易于过滤除菌；④较小的黏度可以减少注射疼痛；⑤可以提高药物的稳定性和生物利用度等。

三、实验内容

（一）仪器与材料

1. **仪器**　烧杯、量筒、移液器、电子分析天平、磁力搅拌器、激光粒度分析仪等。

2. **材料**　油酸乙酯、聚山梨酯 -80、聚乙二醇 400、注射用水等。

（二）实验部分

1. **处方**

油酸乙酯	200 mg
聚山梨酯 -80	196 mg
聚乙二醇 400	46 mg
注射用水	100 mL

2. **制备**　称取油酸乙酯 200 mg、聚山梨酯 -80 196 mg、聚乙二醇 400 46 mg，混合均匀。称取上述混合物 100 mg，加入 100 mL 注射用水，在磁力搅拌器上搅拌 1 min，形成均匀透明的纳米乳，即得。

3. **质量检查**

（1）外观：观察制备得到的空白纳米乳的外观，是否澄澈透明。

（2）类型鉴别：采用染色法进行鉴别。取制得的乳液两份，分别滴加苏丹红和亚甲基蓝试液，观察两种染液在乳液中的扩散速度，若苏丹红扩散速度大于亚甲基蓝的扩散速度，则为 W/O 型乳剂，若亚甲基蓝扩散速度大于苏丹红，则为 O/W 型乳剂。

（3）粒径大小、粒度分布以及表面电荷测定：用马尔文激光粒度分析仪对粒径大小、粒度分布范围以及 Zeta 电位进行测定。

（4）离心稳定性：取透明的纳米乳用离心机以 10 000 r/min 离心 10 min，不应有浑浊或沉淀析出。

【操作注意】①油相和乳化剂、助乳化剂必须充分混合均匀。②高速离心要注意离心管需要配平。

四、实验结果与讨论

1. 记录用激光粒度分析仪测定的粒径及其分布、电位，填入表 33-1。

表 33-1　粒径及其分布、电位

编号	粒径 /nm	PDI	电位 /mV

2. 描述本实验制备得到的纳米乳外观性状，判断该纳米乳是 W/O 型还是 O/W 型。
3. 设计一个实验方案，用纳米乳包载脂溶性药物。

五、思考题

1. 成功制备纳米乳的关键因素有哪些？
2. 粒径大小及其分布，除了用激光粒度分析仪，还有什么测定方法？
3. 影响纳米乳稳定性的因素有哪些？

（孙　逊）

实验三十四　小丸的制备

一、实验目的与要求

1. 掌握小丸的制备方法。
2. 熟悉小丸质量的评价方法。
3. 熟悉小丸的常用辅料及其作用。

二、基本概念与实验原理

小丸（pellets）是指将药物与适宜的辅料均匀混合，选用适宜的黏合剂或润湿剂以适当方法制成的球状或类球状固体颗粒。小丸粒径一般为 0.5～3.5 mm，可直接分装应用，或装入空胶囊使用；也可根据药物性质及临床需要，制成缓释、控释制剂。

小丸根据药物释放特性可分为普通速释小丸、缓控释小丸两类。其中缓控释小丸按照其结构又分为骨架型小丸和膜控型小丸。普通速释小丸及部分缓控释小丸的丸芯使用的辅料与普通片剂、胶囊剂、颗粒剂基本相同，常用微晶纤维素、糊精、淀粉、乳糖、蔗糖、甲基纤维素等。此外，普通速释小丸处方中常加入一定量的崩解剂，以保证小丸快速崩解和释放药物。

缓控释小丸因其类型不同，使用的辅料也不同。骨架型缓控释小丸常用溶蚀性骨架材料，如单硬脂酸甘油酯、硬脂酸、蜂蜡、巴西棕榈蜡等；或不溶性骨架材料，如乙基纤维素、聚乙烯－醋酸乙烯共聚物、聚甲基丙烯酸酯的衍生物等；也可用亲水性凝胶骨架材料，如羟丙甲纤维素、羧甲基纤维素、海藻酸盐等。膜控型小丸常用的水不溶性包衣材料有聚丙烯酸树脂（Eudragit RL、Eudragit RS）、醋酸纤维素、乙基纤维素等；常用的水溶性包衣材料有聚乙烯醇、聚维酮、甲基纤维素等。必要时可加入适量的致孔剂，如聚乙二醇 6000；水溶性增塑剂，如甘油、丙二醇、聚乙二醇；水不溶性增塑剂，如邻苯二甲酸二乙酯等。

目前，小丸的常用制备方法主要有压缩式制丸法和层积式制丸法，根据需要选择适宜制丸方法。压缩式制丸法系用机械力将药物细粉或药物与辅料的混合细粉压制成一定大小微丸的过程，分为加压式制丸和挤压式制丸。其中挤压式制丸，又称挤压－滚圆制丸，是目前制备小丸剂应用最广泛的方法。该工艺主要包括三个单元操作：首先将药物和辅料制成湿软材，再将软材移入挤压机械中挤压成高密度的条状物，最后在离心球形化机械中将条状物打碎成颗粒并滚圆成丸。这种方法常用以制备空白小丸或含药小丸。层积式制丸法系指药物以溶液、混悬液或干燥粉末的形式沉积在预制成形的丸核表面的过程，沉积物可能是结晶、颗粒或丸核。该方法包括两种工艺技术：一种是药物从溶液、混悬液中连续层积在丸核上的液相层积法，另一种是干燥粉末层积在丸核上的粉末层积法。

三、实验内容

（一）仪器与材料

1. 仪器　挤出滚圆机、离心包衣造粒机、电子分析天平、烧杯、量筒、搪瓷盘等。

2. 材料　盐酸小檗碱、微晶纤维素、乳糖、蒸馏水、硫酸苯丙胺、氢氧化钙、滑石粉、结晶蔗糖（12-40 目）、糖浆等。

（二）实验部分

1. 盐酸小檗碱骨架型小丸的制备

（1）处方

盐酸小檗碱　　　　　　　　　　3 g

微晶纤维素	15 g
乳糖	12 g
蒸馏水	适量

（2）制备：按处方量称取盐酸小檗碱、微晶纤维素和乳糖，混匀后加入适量蒸馏水，制备成软材备用。调节挤出滚圆机的控制面板，设置挤出速率（45 r/min）和滚圆速率（850 r/min）。将软材投入加样漏斗，启动挤出机，制成圆柱形物料，备用。将制得的圆柱形物料加入滚筒中，启动挤出滚圆机，滚圆 10 min，即得球形小丸。

（3）质量检查：小丸性状的检查，包括脆碎度、休止角、粒径分布、圆整度等。

【用途】用于肠道感染如胃肠炎等的治疗。

【操作注意】①为了便于准确记录所用润湿剂用量，选用蒸馏水制备软材。制备时，用滴管少量多次滴入蒸馏水，用力揉捏软材，增加其塑性，以"团而不黏，裂而不散"为度。②挤出机的挤出速度应设置适当，挤出速率过快会导致条状湿料直径不相等；挤出速率过慢，则会导致前后含水量有差异，进而影响小丸的滚圆结果，且耗时长，会增加时间成本。③软材质量好，直接滚圆效果好。否则滚圆阶段可出现较多粉粒。可用蒸馏水增加润湿性，但需要注意用量，过多易导致黏合成大球，影响小丸的圆整度与均一性。④操作完毕后要及时将仪器设备清洁干净。

【注解】本品采用挤出 – 滚圆法制备小丸，处方中微晶纤维素具有促进成球作用，使制得的小丸圆整度较好，且具有较高的硬度和强度。

2. 硫酸苯丙胺长效小丸的制备

（1）处方

硫酸苯丙胺	1 800 g
氢氧化钙	450 g
滑石粉	600 g
结晶蔗糖（12-40 目）	15 500 g
糖浆	960 mL

（2）制备：取处方量结晶蔗糖为丸核，置离心包衣造粒机内，慢慢加入 1/4 处方量糖浆，待丸核润湿均匀后，加入 1/3 处方量硫酸苯丙胺与氢氧化钙混合物粉末，滚匀后通入热风干燥，重复操作 3 次；加 1/4 处方量糖浆润湿小丸，撒入滑石粉，滚动至干。取出 1/4 小丸另器保存，其余用糖浆包衣液包至增重 10% 时，取出其中 1/3 小丸；继续包衣至又增重 10% 时，取出其中 1/2 小丸；剩余小丸继续包衣又增重至 10% 时为止，将以上 4 组小丸合并，充分混匀，即得。

（3）质量检查：小丸性状的检查，包括脆碎度、休止角、粒径分布、圆整度。

【用途】主要用于治疗发作性睡病、脑炎后遗症、麻醉药或其他中枢神经抑制药中毒。

【操作注意】①包衣锅转速应适中，能将小丸带至一定高度后抛下，使之做均匀而有效的翻转。转速太高，小丸贴着锅壁运动失去翻动作用；转速过低，小丸仅在锅底滑动，均难得到质量合格的小丸。②小丸加大时，由于机器的转动使大粒集中于锅口，小粒集中于锅底，因此每次加粉应在锅底附近，使小丸充分黏附药物，以缩小粒径差。

【注解】本品采用层积工艺制备小丸，不同衣层厚度的小丸具有不同释药速度，从而保证制剂既能快速起效，又可维持较长时间。处方中包衣层的目的是防止包衣过程中药物向外迁移及增加小丸硬度。

四、实验结果与讨论

1. 记录上述制得的小丸的性状、外观、脆碎度、休止角、粒径分布、圆整度。
2. 讨论两种制备小丸的方法的异同。

五、思考题

1. 小丸有哪些制备方法？小丸在应用上有何特点？
2. 制备盐酸小檗碱骨架型小丸的关键有哪些？不同的挤出速率与滚圆速率对盐酸小檗碱骨架型小丸的性状有何影响？
3. 选用层积式制丸法制备小丸时，影响其成型的因素有哪些？

（郭　玲）

数字资源详见　新形态教材网

拓展阅读　　思政元素　　操作视频

参考文献

[1] 何勤，张志荣.药剂学.3 版.北京：高等教育出版社，2021.

[2] 方亮.药剂学.9 版.北京：人民卫生出版社，2023.

[3] 周建平，蒋曙光.药剂学实验与指导.2 版.北京：中国医药科技出版社，2020.

[4] 崔福德.药剂学实验指导.3 版.北京：人民卫生出版社，2011.

[5] 杨志欣，吕邵娃，王锐.中药药剂学实验.北京：中国中医药出版社，2009.

[6] 胡海燕，吴传斌.药剂学实验教程.广州：中山大学出版社，2020.

[7] 吕万良，王坚成.现代药剂学.北京：北京大学医学出版社，2022.

[8] 张奇志.药剂学实验指导.上海：复旦大学出版社，2023.

[9] 李范珠.药剂学.北京：中国中医药出版社，2011.

[10] 赵应征.药剂学模块实验教程.北京：高等教育出版社，2014.

[11] 胡巧红.生物药剂学与药物动力学实验.北京：科学出版社，2019.

[12] 郭慧玲.制剂制备技术与实验教程.北京：人民卫生出版社，2017.

[13] 孟胜男，胡容峰.药剂学实验指导.北京：中国医药科技出版社，2016.

[14] 周四元，韩丽.药剂学.北京：科学出版社，2017.

[15] 平其能.药剂学.4 版.北京：人民卫生出版社，2013.

[16] 李瑞，丁志英.药剂学实验.武汉：华中科技大学出版社，2020.

[17] 吴正红，祁小乐.药剂学.北京：中国医药科技出版社，2020.

[18] 陈钢，田燕.药剂学实验.北京：科学出版社，2017.

[19] 何仲贵.药物制剂注解.北京：人民卫生出版社，2009.

[20] 傅超美，刘文.中药药剂学实验.2 版.北京.中国医药科技出版社，2018.

读者意见反馈

　　为收集对教材的意见建议，进一步完善教材编写并做好服务工作，读者可将对本教材的意见建议通过如下渠道反馈至我社。

　　咨询电话　400-810-0598

　　反馈邮箱　gjdzfwb@pub.hep.cn

　　通信地址　北京市朝阳区惠新东街4号富盛大厦1座　高等教育出版社总编辑办公室

　　邮政编码　100029

防伪查询说明

　　用户购书后刮开封底防伪涂层，使用手机微信等软件扫描二维码，会跳转至防伪查询网页，获得所购图书详细信息。

　　防伪客服电话　（010）58582300